DE L'IRITOMIE

PAR

Georges MICHELON,

Docteur en médecine de la Faculté de Paris,
Ancien externe des hôpitaux de Paris (concours 1874),
Ancien lauréat de l'Ecole de médecine de Nantes.

Avec 11 figures intercalées dans le texte

PARIS
V. A. DELAHAYE ET Cᵉ, LIBRAIRES-ÉDITEURS,
PLACE DE L'ÉCOLE-DE-MÉDECINE.

1876

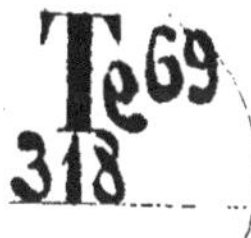

DE

L'IRITOMIE

DE L'IRITOMIE

PAR

Georges MICHELON,

Docteur en médecine de la Faculté de Paris,
Ancien externe des hôpitaux de Paris, (concours 1874),
Ancien lauréat de l'Ecole de médecine de Nantes.

Avec 11 figures intercalées dans le texte

PARIS

V. A. DELAHAYE ET Cᵉ, LIBRAIRES-ÉDITEURS,
PLACE DE L'ÉCOLE-DE-MÉDECINE.

1876

INTRODUCTION

En 1873, M. le docteur de Wecker, dans un travail publié sur l'Iridotomie, s'exprimait ainsi :

« Dans notre conviction intime, le terrain propice à l'Iridotomie est aujourd'hui si nettement délimité, que ni les préjugés, ni la routine, ces redoutables adversaires, ne sauraient désormais le lui disputer avec succès. »

Cette prévision de notre maître devait se réaliser en moins de trois ans, et aujourd'hui l'Iridotomie, dégagée de toute incertitude, pourvue d'une instrumentation perfectionnée, s'affirme devant la chirurgie contemporaine comme un progrès, et dans certains cas comme une nécessité. La presse étrangère est également bien convaincue de cette importance, et nous laissons avec empressement la parole à des hommes plus autorisés que nous dans cette matière. Toutefois, avant d'entrer plus avant dans notre sujet, nous proposons, d'accord avec M. de Wecker, de changer la dénomination d'iridotomie en celle d'*Iritomie*. Cette correction, quoique peu grammaticale, nous semble simplifier avantageusement le langage scientifique, et nous ne voyons pas pourquoi on n'accepterait pas ce mot comme on a accepté déjà ceux de Kératomie, de Sclérotomie, beaucoup plus simples et moins disgracieux que Kératotomie, Sclérotomie, qui sont pourtant plus grammaticaux.

En Italie, M. le professeur Simi, dans un discours prononcé à la Société physico-médicale de Florence, dans la séance du 6 février 1876, après avoir montré l'impossibilité d'une iridectomie dans les cas d'adhérences de l'iris soit avec la capsule cristallinienne, soit avec des produits inflammatoires nouveaux, conclut que dans ces cas, la seule opération à pratiquer est l'iritomie : « Dans de semblables cas, dit-il, il est nécessaire de discuter, car là où une opération n'est pas possible, la science doit chercher ou un procédé nouveau, ou se déclarer impuissante. C'est justement l'iridotomie qui est la seule opération applicable dans ces cas, et j'en suis tellement convaincu que si une opération pareille entraït, comme elle le mérite, dans la pratique chirurgicale, le nombre des aveugles laissés dans les ténèbres par l'impossibilité de les faire jouir des avantages d'une pupille artificielle, serait beaucoup moins considérable. S'il y a des cas dans lesquels on peut dire ou une iridotomie ou rien, il y en a d'autres dans lesquels il faut quand même recommander l'iridotomie, parce qu'il intervient toujours des circonstances qui la rendent une opération très-facile, ne nuisant en rien à la facilité des autres procédés opératoires. »

En Allemagne, M. le professeur Rothmund, après avoir pratiqué l'iritomie avec succès dans quinze cas différents, s'énonce ainsi dans une thèse publiée par M. Garvens, son élève (1) :

« De ce qui précède, il résulte que Wecker nous a donné une méthode opératoire grâce à laquelle nous pouvons attaquer, par un procédé simple, exempt de dangers, un état morbide de l'œil devant lequel notre chirurgie

(1) Ueber die Iridotomie. Munich, 1874.

oculaire restait naguère tout à fait désarmée; dans aucune autre circonstance, en effet, les indications de l'iridotomie ne sont posées avec autant de précision que dans l'occlusion pupillaire. Elle ne se trouve contre-indiquée que lorsqu'on n'est pas absolument fixé si le cristallin existe encore derrière l'iris, ou qu'on a acquis la conviction qu'à la suite d'une blessure du cristallin, la cataracte traumatique n'est pas encore complètement résorbée. »

Laissant de côté les témoignages non moins importants du professeur Beker (1) et de M. le docteur Grossmann, médecin de l'hôpital de Pesth-Ofen (2) qui fait ressortir dans son rapport l'innocuité complète de la méthode opératoire d'iritomie, nous trouvons dans la chirurgie américaine, toujours si passionnée pour tout ce que l'esprit produit de nouveau et d'ingénieux, un partisan à la fois raisonné et pratique de la méthode que nous entreprenons de décrire dans ce travail. C'est ainsi que s'exprime M. Calhoun dans une brochure publiée l'année dernière sur l'iritomie appliquée à certaines affections de l'œil (3) :

« L'opération qui porte le nom sus-mentionné a été connue depuis longtemps et a même été pratiquée jusqu'à un certain point, quoique d'une façon brutale (in a rude way), mais c'est précisément à de Wecker de Paris que revient l'honneur d'avoir perfectionné et introduit dans la profession (brougth prominently to the profes-

(1) Compte-rendu annuel des travaux et progrès en ophthalmologie.

(2) Klinische Monatsbluetter, XIII, p. 101.

(3) Iridotomy and the applicability to certains defects of the eye (Atlanta Georgia, 1875).

sion) l'opération telle qu'elle existe actuellement et de l'avoir appliquée d'une telle façon qu'elle se recommande dans de telles circonstances comme remplaçant l'ancienne opération de l'iridectomie. »

Voilà un aveu nettement formulé et qui établit pour notre maître des droits que, loin de lui disputer, nous sommes trop heureux de faire ressortir. — Si nous citons à l'appui de ce témoignage un article publié par M. le docteur Henry Noyes, de New-York (1), dans lequel il dit avoir exécuté 22 opérations avec un parfait succès, sauf dans un seul cas où l'insuccès fut attribué par lui à des pinces-ciseaux défectueuses, nous trouvons d'assez bons arguments à opposer aux adversaires de l'iritomie. Mais corrigeons ce mot, car il est impropre ; d'adversaires, il n'y en a pas à proprement parler, et les divergences d'opinion qui peuvent exister entre les différents chirurgiens portent non sur l'opération en elle-même, mais bien sur les indications et sur l'opportunité de la méthode. Toutefois, avons-nous été surpris en lisant dans le numéro de l'Union Médicale de la Seine-Inférieure du 15 juillet 1876, un article de M. le docteur Gauran dans lequel, après une exposition du procédé opératoire actuel de l'iritomie et des modifications qu'y a introduites la chirurgie américaine en la personne de M. Green, de Saint-Louis, de voir qu'il ne laissait pas une assez large part à notre maître qui, en restaurant les anciens procédés d'iritomie et en inventant une instrumentation spéciale, a inauguré, on peut le dire, pour

(1) Iridotomy by Wecker's forceps Cissors. (The medical Record, 5 janvier 1876.)

cette opération, une ère nouvelle et vraiment féconde. Voici, du reste, ses propres paroles :

« Pratiquer une pupille artificielle suffisamment large en déterminant le moins de traumatisme possible, tel était le problème que de Graefe s'efforça de résoudre, en substituant à l'excision (iridectomie) la section (iridotomie) de l'iris et des produits qui le doublent. Cette idée lui avait été suggérée par la tendance qu'avaient à s'écarter les lèvres d'une plaie pratiquée au travers du voile irien dans les cas dont il s'agit ici. La mort empêcha de Graefe de perfectionner ses premiers essais (1). Quoi qu'il en soit, de Wecker, étudiant à nouveau la question, imagina une instrumentation qui lui permit d'appliquer la section de l'iris ou iridotomie comme méthode générale, à la création de la pupille artificielle. »

L'impression que ce passage doit nécessairement laisser au lecteur, c'est que de Graefe a substitué à l'excision de l'iris la simple iritomie dans les cas où l'œil se trouvait privé de son cristallin enlevé par extraction, mais la mort ayant mis obstacle au perfectionnement de sa méthode, M. de Wecker, « en étudiant de nouveau la question » a imaginé une *instrumentation* qui permet de mieux appliquer cette méthode préconisée et mise en pratique par de Graefe. Il y a dans ce fait sinon une erreur, du moins l'aveu que la question n'a été entrevue que d'un côté seulement, ce que nous allons essayer de démontrer brièvement.

Que s'est-il passé en réalité ? De Graefe en 1867 recommanda pour pratiquer l'iritomie « de plonger un couteau

(1) Meyer, Traité des opérations qui se pratiquent sur l'œil. Paris, in-4°, p. 79.

tranchant se rapprochant par sa forme d'un couteau lancéolaire très-pointu à travers la cornée et les tissus de nouvelle formation jusque dans le corps vitré, et de le retirer en élargissant la brèche faite dans ces membranes plastiques sans agrandir la plaie de la cornée. » Cette méthode, renouvelée du procédé de Cheselden et de Heuermann, n'enlevait à l'excision de l'iris qu'une bien faible part de ses inconvénients, car avec l'instrument qui servait à pénétrer à la fois à travers la cornée et l'iris, on exerçait nécessairement une traction sur le diaphragme iridien tendu, aussi bien pour traverser l'iris que pour sectionner cette membrane ainsi que les produits exsudatifs situés derrière elle. Le but que l'on se proposait était d'échapper surtout à la traction sur le corps ciliaire et d'éviter ainsi une nouvelle inflammation. Or, ce résultat n'était que très-imparfaitement atteint. Aussi le conseil de de Graefe ne trouva-t-il guère d'écho, et quatre années s'écoulèrent sans que l'on songeât à réaliser cette tentative du maître, la substitution de l'iritomie à l'iridectomie. Ici nous laissons la parole à M. de Wecker :

« Comme de Graefe, j'avais eu bien souvent occasion de reconnaître les sérieux inconvénients de l'iridectomie appliquée à des yeux ayant subi une extraction de cataracte, et je songeai à trouver une opération qui fût dépouillée de tous les défauts de l'excision ou de l'arrachement de l'iris. » Il ne s'agissait donc pas alors, comme l'expose M. Gaurant, de changer simplement « *l'instrumentation*, » mais il était nécessaire de recourir à une tout autre méthode. Ce n'était pas avec le couteau qui avait servi à pénétrer à travers la cornée, et dont les mouvements se trouvaient embarrassés qu'il fallait attaquer l'iris; ce n'était pas non plus sur le diaphragme iridien *tendu* que devait agir l'instrument tranchant; enfin, il ne fallait pas qu'une section, en *tranchant* ou en *sciant*, attaquât l'iris et les membranes exsudatives, de façon à communiquer inévitablement une certaine traction sur les attaches de l'iris, c'est-à-dire sur le corps ciliaire. »

C'est donc en changeant complètement la méthode opératoire et non pas seulement l'instrumentation que M. de Wecker a incontestablement établi la supériorité de l'iritomie sur l'iridectomie et nous trouvons la démonstration par ce fait, qu'en moins de trois ans, l'iritomie s'est généralisée, tandis que la recommandation si importante de l'illustre Graefe était restée impuissante pour faire adopter une méthode qui, il faut en convenir, ne présentait que peu d'avantages sur les anciens procédés employés pour l'établissement d'une pupille artificielle.

M. le Dr Henri de Gouveâ, de Rio-Janeiro, est aussi de cet avis, et voici comment il termine une importante brochure publiée l'année dernière (1) sur la méthode d'iritomie proposée par M. de Wecker :

« Attendu ces résultats et d'autres analogues que j'ai recueillis touchant l'iridotomie, je suis convaincu que la restauration de cette opération est venue satisfaire une grande nécessité de la thérapeutique chirurgicale de l'ophthalmologie. Encore une fois on vérifie ici la vérité, que nous tous, médecins et chirurgiens, devons recon-

(1) A Iridotomia pelo, Dr H. de Gouveâ. Rio de Janeiro, 1875.

naître, à savoir que : dans les pages des livres des grands maîtres anciens, nous avons à apprendre non-seulement la modestie et le caractère sacerdotal de notre profession, mais aussi beaucoup de choses profitables qui doivent être étudiées sérieusement par notre génération. »

Qu'ajouterons-nous à ces déclarations si formelles de la presse étrangère en faveur de l'iritomie? Rien qui puisse en atténuer la portée et nous trouverions une compensation bien suffisante à notre tâche, si nous réussissions par ce travail à vulgariser encore davantage, surtout en France, l'emploi de cette méthode. C'est grâce aux inspirations savantes de notre maître, M. de Wecker, que nous osons entrer dans cette voie, confiant, du reste, dans la sûreté de sa main pour nous diriger et nous montrer le bon chemin. Nous devons aussi à M. le Dr Masselon, chef de clinique, un hommage public de notre gratitude pour l'empressement avec lequel il a mis à notre disposition ses dessins en même temps que ses conseils éclairés.

Le plan de notre travail est tout tracé : nous voulons écrire l'histoire de l'iritomie depuis le jour où M. de Wecker l'a introduite véritablement dans le domaine chirurgical et des modifications qu'elle a subies depuis trois ans, tant au point de vue du mode instrumental que du mode opératoire. Aussi diviserons-nous notre travail en trois chapitres : le premier contiendra un court historique de la question, renvoyant le lecteur à des travaux plus importants publiés antérieurement ; le second traitera de l'opération en elle-même et des modifications qu'on y a apportées ; le troisième enfin s'occupera des indications et des contre-indications de l'opération, et là encore on verra que le champ thérapeutique de l'iritomie s'est agrandi en même temps et peut-être par le fait même que son application se vulgarisait en Europe et au delà des mers.

DE L'IRITOMIE

CHAPITRE PREMIER.

HISTORIQUE.

Dans une monographie estimée publiée en 1873 par M. le Dr Fontaine sur l'iritomie (1), nous trouvons un historique très-consciencieux de la question. L'auteur remontant aux sources de l'époque nous donne un aperçu des connaissances anatomiques de l'œil au XVIIIe siècle et attribue à l'imperfection de ces connaissances les obstacles insurmontables contre lesquels vint échouer l'iritomie, alors surtout que Wenzel eut doté la science d'une méthode bien plus parfaite pour le moment, je veux dire l'iridectomie. Nous reprendrons la question à un autre point de vue, et pour faciliter la marche du lecteur à travers le dédale des procédés opératoires que chaque chirurgien préconisa depuis Cheselden, nous diviserons en trois périodes l'histoire de l'iritomie, la montrant d'abord naissante et cherchant un appui avec Cheselden, Janin, Heuermann et Guérin; puis plus tard, robuste déjà

(1) De l'iridotomie. Thèse pour le doctorat, 1873.

et possédant des aspirations à la vie avec de Graefe ; puis enfin rompant ses liens le jour où de Wecker invente son ingénieux instrument.

Première période. — C'est dans le *Philosophical transaction* (1) que l'on trouve la relation de la première opération de pupille artificielle pratiquée par Cheselden. Certains auteurs prétendent bien que ce maître ne fit que mettre à exécution une idée émise quelques années auparavant par Thomas Woolhouse, oculiste de Jacques II, d'Angleterre; mais comme nous ne possédons aucun écrit de ce dernier, nous sommes autorisés à croire que ce fut là une simple vue de son esprit ingénieux qui ne fut suivie d'aucune tentative opératoire sérieuse. Quoi qu'il en soit, Cheselden n'a pas laissé lui-même de description de sa méthode, et si Morand n'avait pas écrit son éloge (2) dans lequel il prend soin de décrire assez minutieusement sa façon de procéder, nous serions réduits aux vagues indications de son élève Sharp qui ne publia sa premiere opération d'iritomie que onze ans après qu'elle eut été exécutée. Voici comment il s'exprime:

« M. Cheselden a inventé une méthode pour pratiquer une pupille artificielle en incisant (flitting) l'iris..... En faisant l'opération, le malade doit être placé comme pour l'opération de l'abaissement, et l'œil être tenu ouvert et fixé au moyen du spéculum..... Vous introduisez le couteau par la même partie de la conjonctive que vous blessez en faisant l'abaissement ; vous faites glisser la lame tenue horizontalement et le dos tourné vers vous

(1) Philosophical Transactions, 1735, p. 451.

(2) Mémoires de l'Académie royale de chirurgie, tome II.

entre le ligament ciliaire et la circonférence de l'iris dans la chambre antérieure, et, après que le couteau est arrivé du côté opposé, vous faites votre incision tout à fait à travers la membrane de l'iris. Si l'opération réussit, il apparaît (fly open and appear) une large ouverture qui n'est pourtant pas aussi large qu'elle le deviendra plus tard. »

Ces tentatives ne furent pas de longue durée et l'opération fut laissée dans l'oubli jusqu'en 1756. A cette époque, un chirurgien distingué, Heuermann (1), tenta de la remettre en vogue en lui faisant subir une modification. Il pratiquait l'iritomie avec un couteau lancéolaire à double tranchant, et, au lieu de suivre la voie de Cheselden pour le passage de l'instrument, il traversait la cornée et sectionnait le diaphragme irien en restant avec son couteau dans la chambre antérieure.

Cette méthode, en évitant certains accidents consécu tifs à l'opération de Cheselden, ne parait pas à tous le inconvénients du procédé et laissait à la nouvelle pupille la forme et la position défectueuses de la méthode du maître.

En 1759, Guérin (1) restant convaincu du vrai progrès que Heuermann apportait à l'opération en passant par la chambre antérieure, refit l'iritomie en traversant la cornée avec un simple couteau à cataracte. « Le succès de cette opération (la méthode de Cheselden), dit Guérin, ne m'a pas enhardi ; j'ai craint de piquer la membrane du cristallin, de la détacher, de l'altérer lui-même ; j'ai

(1) Abhandlungen von den chirurg. Operationem. Kopenhagen, 1756, t. II, p. 493, et Jungken, I. C., p. 601.

(1) Traité sur les maladies des yeux. Lyon, 1759, p. 255.

préféré en pareilles circonstances, faire une section à la cornée transparente et porter par cette voie l'instrument destiné à fendre l'iris. S'il arrive une hémorrhagie, le sang s'écoule par cette issue, et, étant bien plus maître de l'instrument, j'ai la facilité de faire une incision en croix, qui forme une prunelle à peu près ronde. Cette méthode m'a parfaitement réussi et je crois qu'elle mérite la préférence sur celle qu'a pratiquée M. Cheselden. »

Enfin Janin (1), avec un esprit de critique remarquable, institua pour ainsi dire le procès à la méthode ancienne et inaugura un progrès en donnant le précepte de se servir de ciseaux pour l'opération. Voici comment il décrit son procédé :

« J'ouvre les deux tiers de la cornée avec le bistouri de M. Wenzel, et je relève ensuite la calotte de la cornée avec une curette que je tiens de la main gauche, tandis que la droite est munie de ciseaux courbes dont la branche inférieure est terminée en pointe ; l'ayant plongée dans l'iris, à environ une ligne de son limbe inférieur et un peu du côté du grand angle, je dirigeai la pointe de cet instrument de bas en haut, et, m'éloignant environ d'une demi-ligne de l'ancienne prunelle, je fis ma section d'un seul coup ; cette plaie forma une pupille en forme de croissant, la partie convexe faisait face au petit angle et la concave au côté du nez ; cette plaie avait à peu près deux lignes et demie d'ouverture. »

Pour arriver à un écartement convenable de la plaie,

(1) Mémoires et observations anatomiques, physiologiques et physiques sur l'œil et sur les maladies qui affectent cet organe, par Jean Janin. Lyon et Paris, 1772, p. 190.

il indique qu'il est nécessaire de pratiquer l'incision de façon à sectionner verticalement les fibres « circulaires » et « que les lèvres d'une telle plaie doivent s'éloigner l'une de l'autre lorsque les fibres circulaires sont en action. »

De plus, il croit que l'iritomie est propice à l'établissement d'une pupille artificielle sur des yeux seulement privés de cristallin (par une opération préalable) ; en cas contraire, il faudrait « imaginer une opération qui pût mettre le corps cristalloïde à l'abri des atteintes de l'instrument, sans quoi elle serait imparfaite, ou pour mieux dire, vicieuse. »

L'opération de Janin était un véritable progrès ; malheureusement en France et à l'étranger on ne mit pas à profit les idées du maître et l'oubli dans lequel elles tombèrent fut encore accru par la découverte que fit Wenzel en 1786 de l'iridectomie (1). Ce ne sont point les diverses méthodes d'incision de l'iris employées jusque-là qui inspirèrent à ce chirurgien l'idée de pratiquer l'excision d'une portion de cette membrane ; c'est encore le hasard qui présida à cette grande découverte. Il lui arriva parfois, bien contre sa volonté, que l'iris se portait pendant l'extraction, sur le tranchant de son couteau à cataracte, et qu'en enlevant forcément un lambeau de cette membrane, il agrandissait, sans détriment ni pour l'œil, ni pour la vision, la pupille naturelle. Wenzel conçut alors l'idée que cette excision, faite avec intention, pourrait avantageusement servir à pratiquer la pupille artificielle.

(1) Traité de la cataracte. Paris, 1786.

Deuxième période. — Cette idée, reprise par l'Ecole de Paris au commencement du siècle, ne tarda pas à fructifier sous l'impulsion de deux chirurgiens habiles, Sichel et Desmarres. On pratiqua l'iridectomie toujours et quand même, et, comme il arrive toujours des meilleures découvertes quand on leur demande plus qu'elles ne peuvent donner, on dépassa le but. Des praticiens expérimentés furent frappés des obstacles très-sérieux qui s'opposent quelquefois à l'exécution de l'iridectomie et de l'iridorhexis. Ces obstacles proviennent d'une part de ce que l'iris contracte des adhérences tellement solides avec des produits exsudatifs ou néoplasiques tapissant sa surface postérieure, qu'il devient impossible ou même dangereux d'en attirer par une violente traction une portion au dehors de la plaie cornéenne pour l'exciser. D'autre part, il peut arriver que l'iris, sensiblement atrophié, fasse tellement corps avec les produits inflammatoires adhérents à sa face postérieure, que l'arrachement d'un lambeau se borne à entamer très-superficiellement ce diaphragme solide, sans rétablir nullement le passage aux rayons lumineux.

Dans certains cas encore, à la suite d'une perte de substance préalablement faite à l'iris, soit par une simple pupille artificielle, soit à l'occasion d'une extraction combinée, la nouvelle ouverture s'était bouchée par des produits inflammatoires et le diaphragme qui fermait alors complètement en arrière la chambre antérieure, se trouvait dans un état de tension très-accusé. Cette tension rendait les tentatives d'excision dangereuses et souvent infructueuses, tandis qu'en fendant avec un instrument tranchant le diaphragme résistant, constitué par l'iris et les produits inflammatoires, cette même tension se montrait fort propice à la création d'une pupille artificielle suffisamment large, sans qu'on eût à craindre des épanchements de sang ou un tiraillement fâcheux sur le corps ciliaire, comme dans les autres procédés susmentionnés.

Ces obstacles et d'autres encore frappèrent l'esprit si éminemment pratique de de Graefe qui, reprenant les anciens procédés de Heuermann et de Cheselden lui-même, et les modifiant à sa manière, réintégra dans le domaine chirurgical une opération que l'on avait complètement oubliée. Ce fut le dernier reflet dont brilla sa gloire scientifique incontestable et la mort ne lui permit pas, malheureusement, de perfectionner sa méthode.

« Dans les cas d'absence du cristallin, dit de Graefe, par suite de l'opération de la cataracte et d'exsudations rétro-iridiennes très-développées, avec désorganisation du tissu de l'iris, aplatissement de la cornée et autres conséquences d'une irido-cyclite destructive, j'ai substitué à l'opération de l'iridectomie qu'on pratique jusqu'à présent ordinairement sans succès, la simple iridotomie. Le procédé consiste à plonger un couteau à double tranchant se rapprochant par sa forme d'un couteau lancéolaire très-pointu, à travers la cornée et les tissus de nouvelle formation jusque dans le corps vitré, et à l'en retirer immédiatement, en élargissant la brèche faite dans ces membranes plastiques, sans agrandir la plaie de la cornée. L'expérience a démontré que ces membranes plastiques, réunies à l'iris atrophié et à la capsule du cristallin, ont assez de tendance à se rétracter, pour laisser ouverte, dans une certaine mesure, la plaie qu'on y a faite.

Si dans les procédés ordinaires d'iridectomie combinée avec la dilacération ou l'extraction des fausses membranes, la pupille artificielle a continué à se refermer, il faut attribuer ce fait à une trop grande violence, disposant immédiatement aux proliférations des tissus qu'on a touchés et qui sont doués, par le fait de leur structure, d'une irritabilité toute particulière. On sait que. même la réduction transitoire de la pression intra-oculaire qui suit l'évacuation de l'humeur aqueuse, suffit pour provoquer dans la chambre antérieure des hémorrhagies en s'opposant à l'exacte exécution des opérations pratiquées, mais c'est surtout l'irritation provoquée par l'action des pinces et le tiraillement des parties voisines qui doivent être accusés comme la cause des insuccès dans les procédés ordinaires. La simple iridotomie, elle, représente, pour ainsi dire, un acte sous-cornéen et jouit de l'immunité des opérations sous-cutanées.

J'ai aussi tenté de réduire la plaie de la cornée à un minimum, en me servant de petits couteaux falciformes, introduits à travers les membranes plastiques de façon à sectionner celles-ci d'arrière en avant. »

Plus récemment, au congrès ophthalmologique de Londres, M. le Dr Bowman (1) a fait une communication au sujet d'un mode de procédé opératoire nouveau de l'iritomie. C'est la méthode de Guérin remaniée et appliquée dans le but de créer une pupille optique au-devant de la lentille cristallinienne restée en place. Il

(1) Compte-rendu du Congrès d'ophthalmologie de Londres, Warlomont et Duwez, 1873. Edit. franç., p. 200.

propose de pratiquer l'iritomie dans les cas de cataracte zonulaire, en incisant les fibres circulaires du sphincter de l'iris.

A cet effet, la pupille artificielle devant être placée en dedans, Bowman pénètre avec un très-étroit couteau lancéolaire à peu près au milieu du rayon de la cornée qui correspond au diamètre horizontal de cette membrane. L'ouverture doit être assez grande pour livrer passage à un petit couteau mousse, large d'un millimètre et qu'on introduit à plat, à travers le champ de la pupille, sous le bord pupillaire opposé à la section. La pointe mousse du couteau étant arrivée près de l'insertion de l'iris, on tourne le tranchant de l'instrument en avant, et, par un mouvement combiné de pression et de traction, on sectionne le sphincter de l'iris. Par l'écart des fibres circulaires, il se forme une pupille artificielle qui constitue avec l'ancienne ouverture pupillaire un trou en forme de poire. M. Bowman a étendu son procédé avec succès aux cas d'opacité centrale de la cornée à la suite de la trépanation dans le kératocône. En France, M. le Dr Abadie a suivi cet exemple et nous trouvons dans la thèse de M. Fontaine l'observation d'un cas de kératocône traité avec succès par l'iritomie.

Revenons à l'opération de Bowman qui n'est pas exempte de défauts. Voici ce que dit à ce propos M. de Wecker :

« M. Bowman ne s'est pas dissimulé le grand inconvénient que présentait son procédé d'obliger l'opérateur à couper l'iris d'arrière en avant ; il est en effet impossible de limiter la section exclusivement aux fibres de l'iris, et le tranchant pénètre nécessairement à une profondeur variable dans le tissu cornéen. La membrane de Descemet est constamment entamée, et l'écartement de cette membrane vitreuse, très-élastique, met le tissu propre de la cornée en contact prolongé avec l'humeur aqueuse; une opacité plus ou moins persistante en est la conséquence forcée. On produit donc une opacité dans la partie de la cornée qui est précisément en rapport avec la pupille artificielle nouvellement créée, et l'on diminue ainsi les avantages que l'iritomie présente comparativement à d'autres procédés de corémorphose qui sont exempts de cet inconvénient. »

Troisième période. — L'iritomie, comme on le voit, avait encore un grand pas à faire pour répondre au desideratum des chirurgiens. Elle le fit le jour où M. de Wecker, dirigeant de ce côté ses investigations, imagina cet instrument ingénieux qu'il a appelé pince-ciseaux. De ce moment seulement l'iritomie était créée et devenait, comme le dit M. Abadie (1), « une opération à la fois simple et parfaite ». L'idée de Janin avait changé de forme et passé du domaine de la spéculation dans celui de la pratique.

« Car, comme le dit M. de Wecker, toute autre chose est d'ouvrir comme Janin la cornée par un large lambeau et de perforer l'iris avec des ciseaux pointus, ou de pratiquer, comme nous le faisons, une plaie très-étroite soit dans la cornée seule, soit simultanément dans la cornée et l'iris, et d'introduire des ciseaux à pointes très-mousses qui ne lèsent pas le cristallin et ne doivent

(1) De l'iridotomie. Bulletin de thérapeutique, 1875, t. LXXXVIII, page 97.

pas non plus, en l'absence de celui-ci, entamer le corps vitré. »

La description de ce nouveau procédé va nous fournir la matière du chapitre second.

CHAPITRE II.

DE L'IRITOMIE D'APRÈS LA MÉTHODE DE M. DE WECKER. — INSTRUMENTATION ET PERFECTIONNEMENTS QU'IL Y A APPORTÉS. — MODIFICATION IMPORTANTE DU PROCÉDÉ OPÉRATOIRE.

Dans la monographie qu'il a publiée en 1873 sur l'iritomie (1), M. de Wecker distingue deux méthodes principales suivant que l'on voudra établir une pupille purement optique, ou que l'on se sera proposé pour double but de frayer un passage aux rayons lumineux et d'attaquer des produits inflammatoires placés derrière l'iris, en d'autres termes, que l'opération devra joindre aux effets de la pupille optique ceux de la pupille antiphlogistique.

La première peut être appelée *Iritomie simple,* la seconde *Iritomie double*, attendu que dans le premier mode opératoire, ce sont les ciseaux seuls qui entament l'iris, tandis que dans le second procédé, le couteau et les ciseaux pénètrent l'un et l'autre à travers le diaphragme iridien. Cette définition, quoique simple, a engendré de nombreuses confusions parmi les chirurgiens, parce que beaucoup s'imaginaient que le mot double s'ap-

(1) De l'iridotomie, par L. de Wecker, 1873.

pliquait au nombre d'incisions faites par la pince-ciseaux à l'iris, tandis que dans l'esprit de M. de Wecker il signifiait que l'iris était incisé à la fois par le couteau lancéolaire à arrêt et par la pince-ciseaux. Aujourd'hui cette confusion n'a plus de raison d'être par suite d'une modification que notre maître vient d'apporter à la pince-ciseaux et dont nous parlerons plus tard. M. de Wecker n'incise plus l'iris avec le couteau à arrêt et supprime par conséquent ce temps de l'iritomie double ; il ne fait plus que des iritomies simples et propose, si l'on veut conserver encore la dénomination de l'iritomie double, de l'appliquer à l'opération dans laquelle on donne un double coup de ciseaux en Λ dans l'iris.

« Qu'il me soit permis, dit-il, de rappeler en terminant, qu'avec la pince-ciseaux boutonnée, on peut constamment réduire ce que j'ai nommé iritomie double à une iritomie simple. Je propose donc, si l'on ne devait pas supprimer tout à fait cette dernière dénomination, de la réserver pour les cas où l'on est exceptionnellement contraint d'inciser l'iris en Λ et de circonscrire par deux sections un lambeau destiné à se rétracter (1). »

Les instruments qui servent à ces deux sortes d'opérations sont, outre les écarteurs et les pinces à fixation habituellement en usage :

1° Deux petits couteaux lancéolaires à arrêt, dont l'un coudé (Fig. 1 et 2).

2° Un paire de pinces-ciseaux à branches très-mousses (Fig. 3).

(1) Contribution à l'iridotomie, par L. de Wecker. Annales d'oculistique, t. LXXVI.

Les couteaux à arrêt ne sont par indispensables pour ouvrir, dans la cornée, la voie que doivent parcourir les ciseaux ; on pourrait à la rigueur faire une ouverture avec le couteau de de Graefe. Mais comme il est toujours préférable de se servir d'un instrument qui limite mécaniquement et mathématiquement l'action qui doit

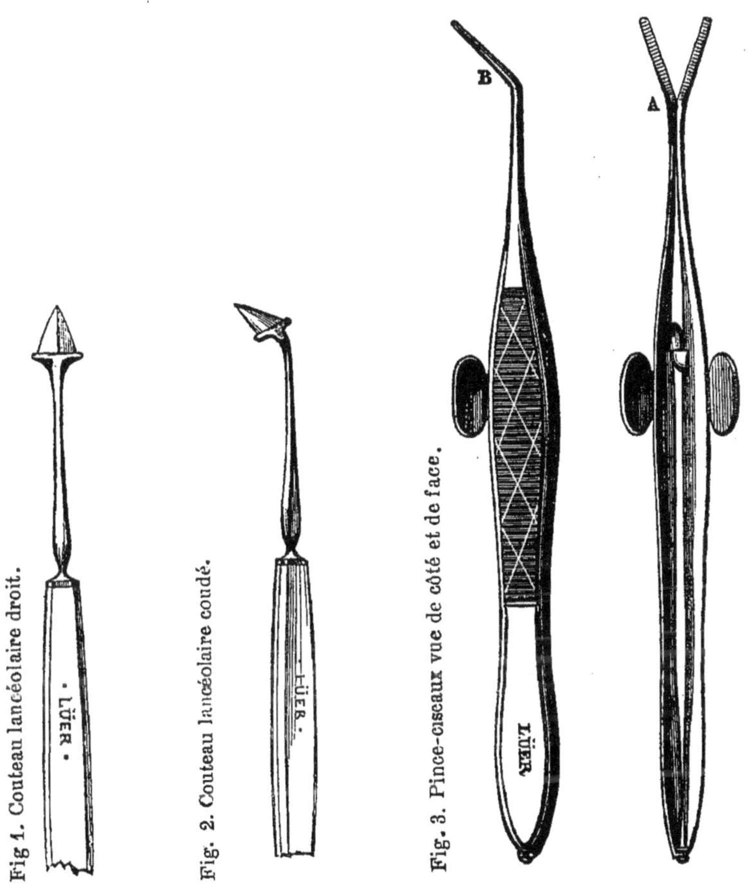

Fig 1. Couteau lancéolaire droit.
Fig. 2. Couteau lancéolaire coudé.
Fig. 3. Pince-ciseaux vue de côté et de face.

être produite, nous donnons sans hésiter une grande importance aux couteaux lancéolaires de M. de Wecker, représentés dans les figures 1 et 2. Ils sont pourvus d'un arrêt qui permet à l'instrument de ne pénétrer dans la chambre inférieure que d'une quantité suffisante pour produire une plaie de 4 millimètres. Ce chiffre représente l'étendue de l'ouverture justement nécessaire pour le maniement aisé des ciseaux ; si on mettait en usage pour la produire le couteau de de Graefe, on risquerait fort de ne pas arriver à cette limite exacte, qui enlève toute crainte d'une hernie de l'iris et d'une sortie du corps vitré. Ces avantages ont été promptement reconnus, et la plupart des chirurgiens aujourd'hui se servent de cet instrument.

Arrivons maintenant à la description des pinces-ciseaux. Cet instrument vraiment utile, que tout oculiste possède maintenant, se compose d'une pince ordinaire (V. fig. 3), dont les deux branches sont articulées sur leur longueur et terminées à leurs extrémités par deux petites lames coudées à angles obtus, et qui forment les fauches de ces ciseaux. Ces fauches sont mises en mouvement par une demi-rotation qu'on fait subir aux branches de l'instrument pour les fermer, étant maintenues ouvertes par le ressort qui se produit au niveau du coude des lames des ciseaux par la simple pression. Ils offrent donc, sur tout autre genre de ciseaux employés jusqu'à présent, l'avantage considérable que pendant leur maniement, il n'y a d'autre inclinaison à leur donner que celle qui est nécessaire pour faire glisser une branche sous la membrane à sectionner, inclinaison passagère et si faible que la plaie la plus étroite s'y prête facilement. Autre chose est d'agir dans la chambre antérieure avec des ciseaux ordinaires ; à moins qu'on n'ait fait une très-large ouverture et que, comme

Janin, on ne lève « la calotte » au moment où les ciseaux doivent agir, on ne peut donner aux ciseaux l'inclinaison voulue pour bien sectionner.

Tout récemment M. de Wecker vient d'apporter une légère modification à la construction de la pince-ciseaux. Il a été amené à ce résultat, par l'idée d'appliquer l'iritomie comme méthode antiphlogistique dans les cas de processus inflammatoires aigus à la suite de l'extraction de la cataracte. Il a reconnu que l'action d'enfoncer de nouveau le couteau à moitié retiré de la chambre antérieure, dans l'iris ou le champ pupillaire obstrué, de façon à y pratiquer une boutonnière qui livrât passage à une des branches des pinces-ciseaux, était une manœuvre dangereuse qui exerçait un tiraillement sur l'iris enflammé et rendait quelquefois le maniement des pinces-ciseaux difficile à cause du sang qui s'écoule après la section de cette membrane enflammée.

En considération de ces difficultés, il a modifié les pinces-ciseaux de telle façon que la branche inférieure forme maintenant une lance fine et très-tranchante, et que la supérieure, plus longue d'un millimètre, se termine par un petit bouton dirigé en arrière (les ciseaux fermés, ce bouton regarde vers la pointe). Il appelle cet instrument les *pinces-ciseaux boutonnées.* (voir fig. 4). Avec ces pinces-ciseaux boutonnées, on passe, en les tenant fermées, à travers la plaie de la cornée. Dès qu'elles ont pénétré dans la chambre antérieure on les ouvre légèrement. Le bouton de la branche supérieure

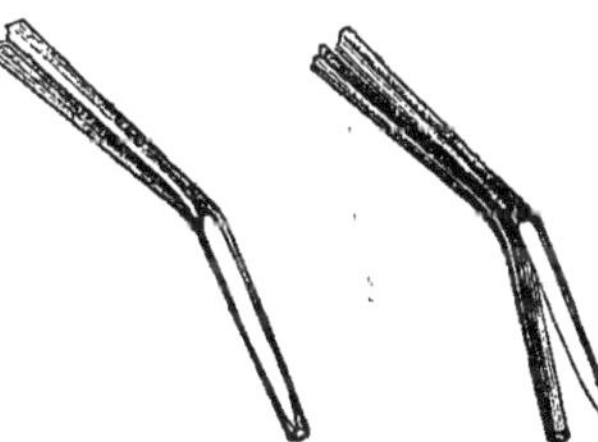

pousse doucement l'iris en arrière, tandis que les parties voisines viennent au contraire, en quelque sorte, au-devant de la pointe de la branche inférieure ; il suffit dès lors de pousser les branches de l'instrument en avant, pour que l'iris et la capsule sous-jacente se présentent avec la plus grande facilité entre les branches des ciseaux, ce qui permet de les inciser à volonté, suivant telle étendue que l'on juge convenable.

Il nous paraît curieux de rapprocher de cette description celle qu'en donne M. Henry Noyes, de New-York, dans un article sur l'iritomie publié par le *The Medical Record.*

« Les ciseaux de de Wecker sont confectionnés plutôt d'après la forme de *tondeuses* (*the fashion of sheep-shears*), que d'après la forme naturelle. Leur forme générale se rapproche de celle de « l'iris-forceps » introduit par Liebreich il y a quelques années ; leur construction exige une adroite main-d'œuvre. Il faut que les lames soient fines et aiguës, mais agencées de telle sorte que les bords glissent à frottement l'un contre l'autre, du talon à la pointe, sans laisser d'intervalle de plus d'un dixième de millimètre. Ils font entendre un cri en se formant et coupent les fibres les plus fines de la soie sans rature. Avec un pareil instrument (et aucun autre ne peut le remplacer), l'opération de Wecker est un triomphe chirurgical (Wecher's operation is a surgical triumph).

Il emploie (de Wecker) un couteau étroit et à bords minces pour faire, à la périphérie de la cornée, une incision d'une longueur de cinq millimètres. Il se sert de couteaux à arrêt de façon que l'incision ait toujours la longueur voulue. Il n'est pas essentiel de les employer, mais le couteau dont on se sert doit toujours être mince. »

Signalons aussi en passant la modification que M. Matthieu a apportée dans la construction de la pince-ciseaux, modification qui ne paraît pas avoir été sanctionnée par l'usage. Il prend une pince ordinaire terminée par deux éléments d'articulation, au lieu d'être terminée par deux mors.

Les extrémités des bras de puissance de petits ciseaux très-fins viennent compléter les deux articulations des pinces, et leur écartement est ainsi suffisamment limité pour que l'on n'ait à craindre aucun traumatisme du côté de la plaie cornéenne, tout en obtenant une divergence suffisante des fauches pour saisir le diaphragme irien sous un angle très-petit et ne pas toucher à la cristalloïde.

Enfin, M. le docteur Kruger (1), dans la séance du 27 septembre 1874 de la Société ophthalmologique de Heidelberg, présente en ces termes un nouvel instrument destiné à remplacer la pince-ciseaux dans le cas de cataractes secondaires à fausses membranes très-résistantes.

« La prévision théorique que l'iridotomie, d'après de Wecker, au moyen de pinces-ciseaux, ne conduit pas à de bons résultats, sur des fausses membranes résistantes, m'a été démontrée plus d'une fois pratiquement. Les pinces-ciseaux de de Wecker constituent un instrument excellent pour les membranes pupillaires, aussi longtemps qu'elles sont encore assez minces pour qu'il y ait

(1) Kruger. Société ophthalmologique de Heidelberg, séance du 27 septembre 1874. Traduit du Klinische Monatsblätter.

à proprement parler, un tissu iridien réel, ou un certain degré de rétractilité, Si l'on a affaire à des membranes épaisses, n'offrant plus aucune trace du tissu musculaire rétractile de l'iris, ou n'en offrant que des traces tout à fait dégénérées qui, par contre, se trouvent constituées par un tissu connectif de nouvelle prolifération, souvent parsemé de sels calcaires dans les cas désespérés, il n'y a plus moyen de constituer une pupille, même si l'on fait abstraction de la difficulté, de l'impossibilité de couper ces membranes. Les lèvres de la section ne se rétractent plus ; en peu d'heures elles sont recollées, en peu de jours soudées, et, au lieu de la pupille que l'on espère, on n'a souvent réussi par l'opération qu'à former une membrane encore plus épaisse...... C'est en vue de ces cas que j'ai fait construire le nouvel instrument que je présente sous le nom de *pince à fausses membranes iridiennes*. Je me suis dit que, dans des cas pareils on ne peut réussir à former une pupille que si l'on excise *in continuo* un morceau de la membrane. L'instrument que j'ai fait construire consiste en deux curettes coupantes, qui se joignent à la manière d'une tenaille. Le principe est le même que celui de l'instrument de contrôle qui coupe les billets de convoi.

Ces deux curettes coupantes qui s'engrènent, permettent d'exciser un morceau de la membrane en forme de pupille et en même temps de l'extraire enserré entre les branches de la pince. On fait, comme pour l'iridotomie, de de Wecker, une ponction à travers la cornée et la membrane, et on la fait très-oblique de manière que la plaie forme une espèce de soupape rendant la sortie du corps vitré plus difficile. Je me sers de préférence du couteau lancéolaire. La ponction se fait au limbe de la cornée et la plaie se trouve agrandie en retirant le couteau. L'instrument fermé est ensuite conduit dans la chambre antérieure ; on l'y ouvre, l'une des extrémités est passée derrière la membrane, l'autre devant, et il ne reste plus qu'à fermer la pince avec force. La pupille obtenue est ronde à l'exception de la section droite faite par le couteau. »

Nous n'avons pas vu que ce nouvel instrument (1) fût entré dans la pratique chirurgicale, et l'auteur prend soin de nous dire qu'il n'a eu l'occasion de l'employer qu'une seule fois et qu'il n'obtint qu'un demi-succès. De plus, il est dans l'erreur lorsqu'il dit :

« Obtenir deux sections convergentes au moyen des pinces-ciseaux, à partir des angles de la plaie faite par le couteau à arrêt, le couteau lancéolaire ordinaire ou le couteau de de Graefe, conduit à travers la cornée et la membrane, puis enlever avec une pince, le triangle excisé, tout cela est plus facile à décrire qu'à exécuter. Pour ces membranes épaisses, il est toujours difficile, même si l'on peut finir complètement deux sections convergentes, de les faire coïncider à leur sommet, de tout détacher, puis d'enlever le morceau excisé, puisque, dans les yeux de la nature de ceux sur lesquels on opère, le corps vitré est ordinairement remplacé par un liquide aqueux. »

M. de Wecker n'a jamais dit qu'il fallût « enlever avec

(1) Le mot est impropre, car un semblable emporte-pièce a déjà été construit par Guépin père (Voyez ses Etudes ophthalm.) et par Desmarres père (Voy. son Traité) dans le but de pratiquer une pupille artificielle en excisant pareillement un lambeau cornéen.

une pince le triangle excisé » et transformer l'opération en iridectomie. Le lambeau se rétracte de lui-même après la section en Λ, et lorsque l'humeur aqueuse s'est reformée dans la chambre antérieure. Il n'y a donc pas de nécessité à ce qu'on enlève, avec un instrument quelconque, la portion de membrane que l'on aura préalablement entamée par la section.

Les instruments étant connus, nous arrivons à la description du procédé opératoire. Il est un peu différent suivant que l'on agit sur des yeux privés ou non de cristallin.

A. *Iritomie simple.*

Cette opération se pratique dans les cas où les parties centrales du cristallin ou de la cornée sont le siége d'une opacité dont le résultat est que les parties périphériques de la lentille ou de la cornée présentent, au poiut de vue fonctionnel, des conditions meilleures que les parties centrales au passage des rayons lumineux.

Premier temps. — Après avoir écarté les paupières au moyen de l'instrument classique, on fixe, au moyen d'une pince, le globe de l'œil près du bord cornéen et dans le prolongement du diamètre de la cornée correspondant à la nouvelle pupille à créer. On prend ensuite le petit couteau à arrêt, on traverse la cornée et on le pousse parallèlement à l'iris dans la chambre antérieure :

« La section, dit M. de Wecker, doit avoir l'emplacement qui suit : on choisit le diamètre de la cornée qui concorde avec l'agrandissement que l'on veut donner à la pupille, on prend sur le diamètre le rayon opposé à la pupille à créer, et l'on fait tomber verticalement la section sur le milieu de ce rayon. »

On le retire ensuite avec toutes les précautions que l'on prend d'habitude lorsqu'on fait une iridectomie avec un couteau lancéolaire, c'est-à-dire qu'aussitôt que l'humeur aqueuse s'écoule, on relève la pointe de l'instrument vers la cornée pour ne pas léser le cristallin qui, en ce moment, est projeté en avant.

Deuxième temps. — On introduit les pinces-ciseaux fermées, et l'on a soin, au moment où l'on pénètre dans la chambre antérieure, de réduire le prolapsus de l'iris qui aurait pu se produire. Arrivé au bord pupillaire qui doit être sectionné, on ouvre faiblement les branches et l'on incline légèrement l'instrument afin de faire glisser la branche inférieure des pinces-ciseaux sous l'iris. Dès que le bord pupillaire se trouve entre les branches, on ouvre les pinces davantage et l'on pousse l'extrémité des branches vers l'insertion périphérique de l'iris.

Un seul coup rapide suffit alors à sectionner les fibres circulaires, et l'on retire avec précaution les pinces fermées. Après s'être assuré que l'iris n'est pas engagé dans la plaie cornéenne (ce qui nécessiterait sa réduction avec le stylet), on retire l'écarteur, on instille une goutte d'atropine et l'on applique le bandeau compressif. Nous croyons devoir faire observer que les lèvres de la section iridienne ne s'écartent pas de suite après la production de la solution de continuité par l'instrument tranchant, comme on pourrait le croire.

L'écartement des deux lambeaux, en effet, ne pourra

s'effectuer que lorsque l'humeur aqueuse se sera reformée et qu'ainsi la pupille pourra se dilater.

Cette opération, disons-le de suite, qui paraît si simple et si aisée entre les mains d'un chirurgien exercé et habile, l'est beaucoup moins entre celles d'un opérateur non rompu à des manœuvres aussi délicates : car il ne faut pas oublier que pendant toute la durée de l'opération, le couteau et les pinces-ciseaux manœuvrent au devant d'une très-mince membrane vitreuse, la cristalloïde, et qu'une lésion de cette dernière aurait des conséquences fâcheuses pour la vision. Aussi, sommes-nous de l'avis de M. de Wecker qui disait, il y a trois ans : « L'iridotomie simple restera, comme certaines opérations de chirurgie générale, l'apanage d'un nombre restreint de praticiens, et ne semble pas appelée, dans le sens propre du mot, à la vulgarisation. »

B. *Iritómie double.*

A la suite de l'opération de la cataracte par extraction, quelle que soit d'ailleurs la méthode employée, il peut survenir comme complication et sous l'influence de causes diverses, des inflammations du tractus uvéal, dont la terminaison est subordonnée à l'intensité plus ou moins grande du procès inflammatoire.

Dans les cas les plus graves, l'inflammation se généralisant dès l'origine dans la totalité de l'organe, affecte une marche particulièrement destructive, et se termine par la phthisie du bulbe.

Dans d'autres cas, le processus se localisant pour ainsi dire dans la partie antérieure de la membrane vasculaire, accomplit son évolution sans atteindre profondément les parties essentielles à la vision (corps vitré, rétine).

L'intégrité de la perception visuelle, directe et périphérique démontre alors la possibilité d'une restauration visuelle, au moyen d'une seconde opération.

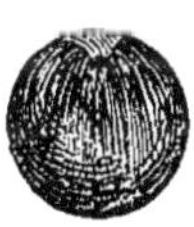

La lésion principale, dans cette catégorie de cas, est constituée par des produits exsudatifs qui occupent d'abord le champ pupillaire et peuvent y rester confinés sous le nom de cataracte secondaire, quand l'inflammation qui les a engendrés à été légère. Quand cette dernière a eu une certaine violence, ces exsudats sont en plus répandus sur toute la surface postérieure de l'iris à laquelle ils adhèrent intimement; mais, même alors, c'est toujours dans la pupille qu'ils présentent la plus grande épaisseur. Les métamorphoses régressives de ces produits s'opèrent par une sorte de rétraction cicatricielle, dont le centre d'attraction est le centre pupillaire lui-même, de telle sorte qu'il en résulte : premièrement, une oblitération de la pupille; secondement, une constriction de cette dernière, telle qu'il peut arriver qu'elle ne soit plus représentée que par une cicatrice (V. fig. 5). Les fibres longitudinales sont attirées vers le centre de rétraction, avec d'autant plus de force que la pupille est plus contractée. Si cette pupille est plus ou moins attirée vers la plaie qui a donné issue à la cataracte, certaines fibres subiront un plus fort tiraillement que leurs voisines et celles-là seront précisément celles qui présenteront une direction perpendiculaire à la plaie de la cataracte. En de telles circonstances, l'iris peut en outre présenter une altération de son tissu également en rapport avec l'intensité de l'inflammation. C'est dans ces cas principalement, que l'opération de l'iritomie double est indiquée.

Nous nous sommes expliqué plus haut sur la signification que l'on doit attacher au mot d'iritomie double : nous n'y reviendrons pas. Citons seulement le passage suivant dans lequel M. de Wecker exposait sa méthode en 1873 :

« *Premier temps.* — On choisit pour la section le point de la périphérie de la cornée vers lequel convergent les fibres radiées de l'iris, dont le bord pupillaire s'est agglutiné. S'agit-il, par exemple, d'une occlusion de la pupille à la suite d'une extraction par le procédé de de Graefe, on prendra le sommet du diamètre vertical (nous verrons plus loin que M. Green a modifié avantageusement cette façon d'agir) et, se tenant à un millimètre en dedans du limbe conjonctival, on enfoncera le couteau à arrêt coudé perpendiculairement à la surface de la cornée. On traversera cette membrane et l'iris, en ayant soin de faire glisser l'instrument parallèlement au plan postérieur du diaphragme iridien et de le retirer très-doucement dans cette même direction. »

Second temps : sur des malades tranquilles (anesthésiés), le retrait lent du couteau n'est pas suivi d'écoulement du corps vitré; à peine dans certains cas s'en échappe-t-il quelque peu. On introduit alors les pinces-ciseaux de façon, qu'une branche glisse sous la face postérieure de l'iris et l'autre au-devant de cette membrane, derrière la cornée, et l'on en fait pénétrer les branches, en bas et en dedans, jusqu'à une profondeur de 5 à 6 millimètres. D'un coup rapide, on sectionne l'iris et les produits inflammatoires (capsulaires) qui le doublent. Une seconde section semblablement dirigée en dehors est alors pratiquée de manière que les deux sections se réunissent près de la plaie cornéenne pour former un Λ. Le lambeau ainsi limité se retire, et il s'établit une pupille aussi large que si l'on avait excisé un lambeau de l'iris, de la largeur de l'écart qui sépare les extrémités inférieures des sections iridiennes. »

Aujourd'hui, par suite de la modification que M. de Wecker a apportée dans la construction des pinces-ciseaux et que nous avons décrite plus haut (pince-ciseaux boutonnés), le premier temps se trouve simplifié et la cornée seule est incisée par le couteau à arrêt. Ce premier temps de l'opération consiste donc à faire à la cornée une section située en dehors, à 1 millimètre de son bord, de telle façon que la plaie soit verticale et partagée en deux portions égales par le diamètre horizontal, si toutefois la pupille n'a pas été trop tiraillée vers la plaie. Il est indispensable de faire écouler l'humeur aqueuse très-lentement.

Pendant le second temps de l'opération, on ouvre les ciseaux quand on est arrivé à la plaie interne de la cornée, puis on pousse l'instrument jusqu'au bord opposé. Pendant ce mouvement, la branche pointue glisse sous l'iris, et d'un coup rapide, on divise le sphincter en deux points opposés; la capsule et les masses exsudatives sont du même coup divisées. Instantanément la plaie ainsi formée s'entrebâille largement; un épanchement purulent qui se trouverait derrière l'iris, pourrait être évacué par la plaie de la cornée si cette évacuation n'avait pas eu lieu spontanément au moment du retrait des ciseaux.

« J'insiste ici sur un point important, dit M. de Wecker, c'est qu'il n'est pas nécessaire dans le maniement des pinces-ciseaux boutonnés, de les incliner légèrement, comme on est obligé de le faire quand on se sert de ciseaux ou de pinces-ciseaux ordinaires, pour en passer une des branches sous le bord pupillaire ou dans une boutonnière de l'iris; il suffit en effet de pousser simplement en avant l'instrument boutonné dont les branches sont tenues à plat, pour que l'iris, la capsule et les masses exsudatives viennent s'interposer entre les branches des ciseaux. Cette modification facilite, simplifie et abrége donc beaucoup l'opération. »

Il est bien évident que cette méthode employée dans le cas de cataracte secondaire a l'immense avantage d'éviter, sur des yeux qui ont passé par des phases inflammatoires graves, un changement brusque dans la tension intra-oculaire ainsi que les tiraillements sur l'iris et le corps ciliaire. C'est, du reste, l'opinion de M. le Dr Grossmann, qui s'exprime ainsi dans son rapport sur l'iritomie :

« Je partage entièrement la manière de voir du professeur Horner, exprimée au Congrès de Heidelberg, à savoir que l'avantage essentiel de l'iridotomie préconisée par de Wecker, consiste en ce qu'elle détermine la plus minime modification dans la pression de l'œil, que l'on puisse, d'une façon générale, désirer dans une opération, qu'elle ne provoque que le moins de tiraillements possible et qu'elle atteint par cela même un minimum dans les causes de troubles circulatoires. Ces effets nuisibles sont par contre facilement développés en pareille circonstance par l'iridectomie, et engendrent une poussée nouvelle d'irido-cyclite qui, comme on le sait, amène la phthisie de l'œil. Cette issue fatale ne se montre pas, suivant ma propre expression, dans l'iridotomie d'après de Wecker. »

Aussi est-ce renoncer au progrès réel, obtenu à l'aide du double usage du couteau et des pinces-ciseaux, que de vouloir revenir, comme Mooren tend à le faire aujourd'hui, à l'ancien procédé dans lequel on se contente de couper l'iris avec le couteau dont on s'est servi pour pénétrer à travers la cornée. En agissant ainsi, il est évident que, pour pratiquer une ouverture suffisante dans le plan iridien, il faut, aussi bien pendant l'application de la pointe de l'instrument sur l'iris tendu qu'au moment de la section, exercer une pression et un tiraillement sensibles sur les attaches de ce diaphragme, c'est-à-dire sur le corps ciliaire, ce qu'on s'est précisément appliqué d'éviter avec tant de soin dans le procédé de l'iritomie double.

Toutefois, il est des cas, ceux que cite Krüger, par exemple, dans lesquels les néoformations sont assez dures, assez épaisses pour mériter le nom de croûtes exsudatives qui leur a été donné. Ces membranes souvent incrustées de sels calcaires fuient devant l'instrument et ne se laissent pas entamer; d'autres, dans lesquels les fibres radiaires de l'iris dégénérées ont perdu la contractilité musculaire nécessaire à leur rétraction après la section par les pinces-ciseaux. C'est dans ces cas que l'iridectomie, pratiquée avec l'emporte-pièce, peut rendre des services et ouvrir une voie aux rayons lumineux.

Pour faciliter l'iritomie, M. le Dr J. Green, de Saint-Louis, dans une communication qu'il a faite l'année dernière au Congrès des ophthalmologistes américains, a proposé de changer le sens de l'incision de l'iris, apportant ainsi, dans quelques cas, une modification avantageuse au procédé de M. de Wecker. Voici son article que nous reproduisons *in extenso*, traduit d'un numéro des « *Transactions of the american ophthalmological Society*. July 1875. »

« Je trouve les ciseaux de de Wecker, un instrument admirable « a most admirable instrument » pour la section de l'iris et des fausses membranes qui se forment dans le champ pupillaire après l'extraction du cristallin. Ainsi, sur 6 opérations d'iridotomie que j'ai pratiquées avec cet instrument pendant l'année dernière, je n'ai observé qu'un seul cas qui fut suivi d'iritis et je répétai dans ce cas l'opération au bout de cinq semaines et cette fois avec un succès complet.

Il s'agissait d'un œil dont on avait enlevé le cristallin par le procédé linéaire à lambeau inférieur avec iridectomie. L'opération avait été très-bien faite et aucune complication ne s'était montrée, lorsqu'il survint au bout de quinze jours une attaque soudaine d'iritis suivie d'occlusion de la pupille, en même temps qu'une tension énorme du globe oculaire. L'iris était évidemment projeté en avant et la vision réduite à une simple perception lumineuse. On pratiqua l'iridectomie sur le côté externe, ce qui améliora les symptômes glaucomateux, mais ne peut entraver la marche de l'iritis; il en résulta une pupille très-excentrique qui ne tarda pas à se fermer complètement. Cinq mois après l'extraction, les phénomènes inflammatoires étaient complètement calmés, mais la perception lumineuse restait toujours très-faible.

Je pratiquai alors l'iridotomie double suivant la méthode de de Wecker, c'est-à-dire l'incision en Λ avec la pince-ciseaux de manière que la pointe du V, regardât en bas vers la cicatrice, résultat de l'extraction. Le lambeau d'iris ainsi formé se rétracta modérément, laissant une pupille nette presque centrale, avec une vision suffisante pour compter les doigts à deux pieds, cinq minutes après l'opération. Le lendemain, l'œil était légèrement douloureux et sensible au toucher; la pupille commença à se troubler et en quatre jours elle était obstruée par des exsudats plastiques. Cinq semaines plus tard, les symptômes inflammatoires ayant disparu, je pratiquai dans un autre endroit une seconde iridotomie, suivant une méthode différente. Dans les cas d'occlusion pupillaire consécutive à l'extraction combinée avec l'iridectomie, un simple coup d'œil permet le plus souvent de reconnaître que les fibres radiées de la région de l'iris, opposée au coloboma, sont attirées vers celui-ci et plus ou moins énergiquement distendues. Ce grand état de tension est même quelquefois manifesté par une dépression de la cicatrice cornéale attirée elle-même par ces fibres vers le centre pupillaire. Une telle tension, si l'on n'y remédie, ne peut être que suivie de graves conséquences. Or, on peut y porter remède et cela, par une franche incision linéaire de l'iris elle-même vers le centre de la chambre antérieure, *perpendiculairement* à la direction même de ces fibres distendues. On est fondé à espérer que la tension des parties sectionnées aura pour effet de maintenir ouverte et béante en son centre la plaie linéaire, laquelle devra affecter ultérieurement la forme d'un ovale à grand axe perpendiculaire à la direction de ces fibres, disposition qui devra, en quelque mesure, s'opposer à une nouvelle fermeture de la plaie. Cet accident, eût-il lieu, permettrait de revenir à l'opération une seconde fois en des circonstances plus favorables.

L'opération prouva que l'exécution en fut facile et entièrement satisfaisante quant au résultat. Je pratiquai une incision horizontale d'un peu moins de 2 lignes de longueur avec les ciseaux de de Wecker, divisant d'un seul coup toutes les fibres tendues de l'iris, les restes de la capsule, les fausses-membranes, etc., qui résultaient de la première attaque inflammatoire. L'incision s'entrouvrit largement aussitôt la section des tissus par les ciseaux. L'effet immédiat de l'opération fut la création d'une pupille ovale presque centrale avec un diamètre horizontal d'environ une ligne et demie et un diamètre vertical d'un peu moins d'une ligne. Il n'y eut point d'hémorrhagie, et le malade put compter immédiatement les doigts à la distance de 5 pieds avec une lentille + 1/4.

L'inflammation fut très-légère, et deux mois après l'opération, la pupille était parfaitement claire, ayant presque les mêmes dimensions et le même aspect qu'antérieurement.

$$V = \frac{16}{44}$$

Dans l'opération de de Wecker, appliquée aux yeux

atteints d'aphakie et d'occlusion pupillaire, le fait d'éviter tout tiraillement (dragging) sur le tissu de l'iris et ses attaches ciliaires, recommande sans aucun doute cette méthode comme se montrant immensément supérieure aux anciens procédés d'iridotomie et l'emportant à plus forte raison sur l'iridectomie à cause du très-grand avantage d'être d'une exécution plus facile et de laisser l'œil dans des conditions bien plus favorables pour renouveler la même opération si la première n'a pas été suivie de succès. Un principe doit être recommandé comme essentiel dans l'application de la méthode, c'est de placer l'incision de manière à diviser les fibres de l'iris *perpendiculairement* à la direction de leur tiraillement anormal, tiraillement dont l'inspection de l'iris indique le sens. En suivant cette règle de conduite, je crois que l'on peut souvent obtenir, avec un simple coup de ciseaux, des résultats de beaucoup supérieurs à la section en Λ recommandée par de Wecker sous la dénomination d'iridotomie double. »

Ainsi donc, la direction du simple coup de pinces-ciseaux dans l'iritomie double, sera différente suivant que l'on aura affaire à une occlusion pupillaire, suite d'extraction combinée ou d'extraction simple.

L'occlusion s'est-elle produite après un procédé combiné (extraction linéaire en haut ou en bas), on pousse le couteau dans la chambre antérieure, près du bord externe de la cornée (fig. 6 *a*), de façon à pouvoir faire la boutonnière dans l'iris (*b*), un peu au-dessus de son sphincter, si l'extraction a été pratiquée en haut (fig. 6). Le coup

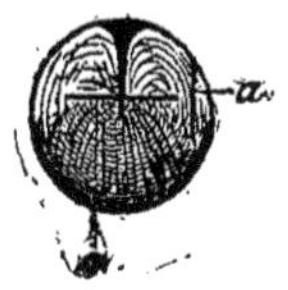

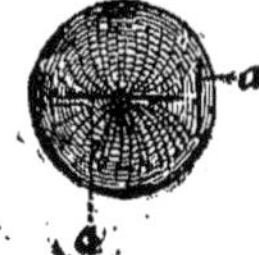

de ciseaux (*c*) tranche alors en deux points le sphincter ramassé par l'occlusion et détend le plan iridien en produisant une large ouverture en fente. Il est inutile de dire que la section cornéenne doit être placée d'autant plus haut (ou plus bas dans l'extraction combinée inférieure) que le sphincter a été attiré davantage vers le bord de la cornée, et qu'il peut arriver, si ce déplacement a été considérable, qu'on soit forcé de donner à la section cornéenne et au coup de ciseaux une direction légèrement oblique, pour ne pas entamer la sclérotique avec le couteau à arrêt.

Une occlusion pupillaire a-t-elle succédé à un procédé d'extraction simple sans déplacement de la pupille oblitérée, on pratique la ponction de la cornée (fig. 7 *a*) et la boutonnière de l'iris (*b*) en dehors suivant le diamètre horizontal, et l'on coupe le sphincter iridien dans le même sens (*c*) ; il se forme alors une large pupille centrale ovalaire (1).

Dans les cas d'occlusion pupillaire en l'absence du cristallin (cataracte traumatique, extraction du cristallin)

(1) La figure ci-dessous donne un exemple de la forme que prend en pareil cas la pupille et de la façon dont le sphincter, auquel reste attachée la cataracte secondaire, se rétracte après la section. Ce dessin, exécuté avec la plus grande exactitude, a été pris sur un malade opéré de cataracte par extraction à lambeau périphérique, et chez laquelle une iritis avait amené une occlusion incomplète de la pupille, lui permettant seulement de compter les doigts à 2 m 50 de distance.

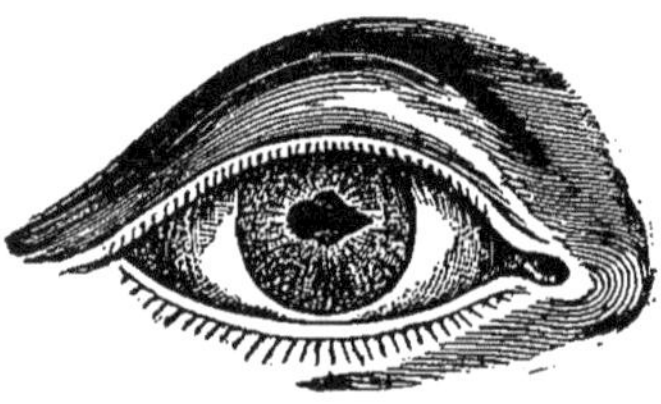

L'iritomie pratiquée cinq mois après l'extraction lui rendit une acuité $S = \frac{1}{2}$.

la recommandation de M. Green « de diviser en angle droit à la direction de la traction maximum les fibres de l'iris » doit être suivie à la lettre.

On ne peut se défendre que cette modification, outre l'avantage qu'elle a d'assurer encore plus la rétraction des bords de la pupille artificielle, présente encore celui de placer en dehors, dans la majorité des cas, la section du couteau à arrêt, et de rendre ainsi le procédé bien plus facile qu'en pénétrant par en haut. Aussi notre maître l'a-t-il adopté dans les cas d'occlusions qui se produisent à la suite d'extraction sans excision de l'iris. Mais dans ceux où l'on a affaire à des yeux dont la pupille, à la suite d'une extraction combinée, a subi un tel tiraillement vers la plaie cornéenne qu'elle se confond avec la cicatrice de la cornée et ou par conséquent la section horizontale de Green ne peut même pas porter sur le sphincter, nous doutons fort que le chirurgien américain abandonne en pareil cas lui-même la section en Λ de notre maître, dirigée en haut, en bas, et attaquant en deux points les fibres ramassées de l'iris.

Aussi n'adopterons-nous pas en tous points les conclusions que pose M. le docteur Gauran (1), relativement à l'iritomie modifiée par Green, et nous conviendrons avec lui que si ce procédé modifie avantageusement dans certains cas le manuel opératoire, dans d'autres il ne paraît pas réaliser tous les avantages auxquels on devrait s'attendre.

« Ce que je suis tout disposé à reconnaître, dit M. de Wecker (1), c'est que la modification de Green rend,

(1) Union médicale de la Seine-Inférieure, 15 juillet 1876.

(1) Union médicale de la Seine-Inférieure, novembre 1876.

dans un certain nombre de cas, plus facile l'exécution opératoire; aussi n'ai-je pas hésité pour cette raison à la recommander moi-même le premier, mais ce que je nie formellement, c'est qu'il y ait des cas qui « échappent » à l'action curative de l'iritomie par ma méthode, tandis que le succès se trouverait assuré par la modification de M. Green.

« Plus que tout autre, je suis à même de soutenir cette thèse, car j'ai non-seulement opéré un grand nombre de malades par ma méthode, en présence de nombreux élèves, mais encore j'ai adopté sans hésitation la modification de Green, et je ne puis en toute sincérité affirmer qu'une chose, c'est que le nombre des succès ne s'est pas accru, mais que seule la facilité de l'exécution a été augmentée, circonstance qui certainement contribuera encore à propager davantage l'adoption de la méthode.»

CHAPITRE III

INDICATIONS ET CONTRE-INDICATIONS DE L'IRITOMIE

Dans le chapitre précédent, nous avons étudié les progrès qu'a faits l'iritomie dans son instrumentation et dans son procédé opératoire ; nous consacrerons celui-ci à l'étude des applications de la méthode à la thérapeutique ; nous aurons l'occasion de vérifier encore une fois la justesse des prévisions de notre maître au sujet de l'iritomie; car, par les nouvelles applications de la méthode à des cas jusqu'alors incertains, l'iritomie a reculé les bornes de la thérapeutique et s'est affirmée là encore comme un véritable progrès. Nous examinerons d'abord le cas où le cristallin fait encore partie du système dioptrique de l'œil, circonstance qui rend l'iritomie plus délicate pour le chirurgien.

Indications de l'Iritomie simple.

1. *Cataractes zonulaires.* Beaucoup de chirurgiens hésitent à pratiquer l'iritomie dans ce cas et préfèrent l'iridectomie. Nous reconnaissons que le procédé de M. de Wecker exige une grande dextérité pour ne pas blesser la cristalloïde, bien que dans ce cas une blessure involontaire de cette membrane n'ait guère d'autre inconvénient que de transformer le procédé de la pupille optique en celui d'une discision combinée. Mais en présence des nombreux désavantages qu'offrent les procédés employés jusqu'ici pour remédier à cette opacité centrale et congénitale du cristallin, nous n'hésitons pas, malgré la délicatesse du procédé de notre maître, à le recommander dans ce cas aux chirurgiens.

A commencer par la discision que Richter, le premier, conseilla dans la cataracte laiteuse (1773), que Beer a le premier pratiquée (1757) et que Langenbecke et de Graefe perfectionnèrent et vulgarisèrent, nous dirons que ce n'est pas sans danger qu'on y a recours. A quoi bon, en effet, se décider à rompre l'enveloppe d'un cristallin opaque, à dilacérer sa substance corticale, lorsqu'on risque de voir se luxer le noyau, de voir se produire, par suite du gonflement des parties que l'on présume se résorber rapidement et qui mettent souvent fort longtemps à subir cette regression molléculaire, une iritis, une irido-choroïdite traumatique, à quoi bon amener ainsi sûrement la perte du pouvoir accommodatif et l'obligation pour l'enfant de porter constamment de forts verres convexes? L'iridectomie n'est pas non plus exempte de sérieux inconvénients; d'abord celui de produire une cicatrice justement à l'endroit où l'on va créer une pupille artificielle. De plus, l'excision d'une portion du sphincter iridien fait que la partie semi-transparente du cristallin, non-seulement est exposée davantage aux rayons lumineux là où on l'a mise à jour par l'ablation d'une partie de l'iris, mais encore se trouve découverte dans une plus large étendue, par suite du défaut de contractilité de la pupille, qu'avant l'opération; de là résultent des éblouissements très-gênants pour le malade.

L'iridésis par la méthode de Crittchett et l'iridencléisis par le procédé de de Wecker remédieraient à cet inconvénient et conserveraient la contractilité du sphincter enclavé dans la plaie tout en masquant en grande partie le disque semi-transparent du cristallin; malheureusement, la création des pupilles par ces deux procédés n'est pas exempte de dangers sérieux, et la crainte d'une irido-choroïdite, pouvant à une époque éloignée de l'opération éclater sur l'œil opéré lui-même et par sympathie sur le congénère, a fait presque complètement abandonner ces sortes d'opérations. Ajoutons, de plus, que l'opération de Crittchett crée près de la nouvelle pupille une cicatrice avec synéchie antérieure, en d'autres termes un faible leucome adhérent et que les continuels tiraillements que la contraction de la pupille exerce sur la cicatrice, font que celle-ci n'acquiert pas une solidité analogue à celle des parties voisines, et qu'il en résulte une inégalité de niveau qui se manifeste surtout par les symptômes d'un astigmatisme irrégulier, réduisant sensiblement le chiffre de l'acuité visuelle.

Il est donc très-avantageux de pratiquer une pupille artificielle de manière à ne pas intéresser le proche voisinage de la portion de la cornée qui doit servir à la vision, et à n'exercer aucune influence, par le retrait ou la distension ultérieure d'une cicatrice, sur la courbure de cette partie de la cornée; sous ce dernier rapport, l'iritomie se montre de beaucoup supérieure à l'iridésis et à l'iridectomie. Quant à la conformation de la pupille, elle est presque tout aussi avantageuse que celle résultant des procédés d'enclavement, mais, pour ce qui regarde la contractilité, il faut reconnaître que la nouvelle pupille créée par l'iritomie se montre moins parfaite que celle obtenue par l'enclavement.

Au point de vue de l'acuité visuelle, des recherches comparatives ont démontré que l'iritomie est préférable aux procédés d'iridésis et d'iridectomie. Nous appuyons cette assertion sur deux observations très-concluantes dont l'une a été recueillie par nous à la clinique de M. de Wecker et dont nous devons les dessins à l'obligeance de M. le Dr Masselon.

OBSERVATION I. — M. Paul Marc, âgé de 10 ans, atteint de cataractes zonulaires dans les deux yeux est amené à la Clinique pour, qu'on lui pratique l'opération. L'iritomie fut pratiquée sur les deux yeux, et le résultat, au point de vue de la conformation de la pupille a été absolument identique des deux côtés.

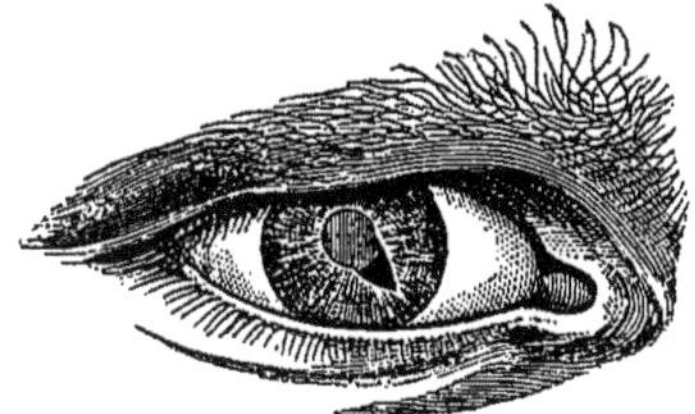

La réfraction et l'acuité visuelle étaient :

Avant l'opération :

$$OGHm = \frac{1}{10} \quad S = \frac{2}{7}$$

$$ODHm = \frac{1}{13} \quad S = \frac{1}{10}$$

Après l'instillation d'atropine :

$$OGHt = \frac{1}{5} \quad S = \frac{1}{2}$$

$$ODHt = \frac{1}{6} \quad S = \frac{1}{5}$$

Après l'opération :

$$OGHm = \frac{1}{7} \quad S = \frac{2}{3}$$

$$ODHm = \frac{1}{7} \quad S = \frac{2}{7}$$

On voit donc que la direction permanente produite par l'iritomie a élevé le chiffre de l'acuité visuelle bien au-dessus de celui qu'on obtient par la mydriase artificielle, et sur lequel on se base habituellement pour juger de l'opportunité de l'iridectomie. Le dessin, fait d'après nature (fig. 6), montre que, au point de vue cosmétique, la déformation de l'ouverture pupillaire est réduite à son minimum dans l'iritomie.

Obs. II. — M. Eugène Boyart, 22 ans, atteint d'une double cataracte zonulaire congénitale, vient à la Clinique au mois de juin 1873, pour le faire opérer. L'examen de l'œil à cette époque donne le résultat suivant :

OD compte les doigts à 6 pieds.
OG — 5 pieds.

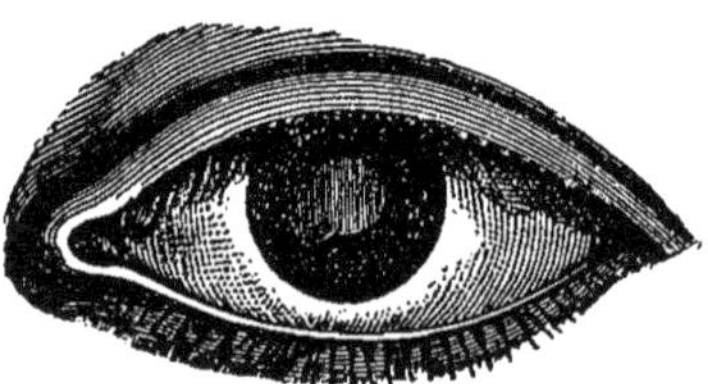

L'opacité cristalinienne du côté droit étant plus étendue qu'à gauche, on pratique au mois de juin l'extraction du cristallin à droite ; l'opération n'est suivie d'aucune complication malheureuse. Au mois d'août suivant, on pratique sur l'œil gauche, l'iritomie qui donne le résultat mentionné dans le dessin ci-dessus (fig. 7.)

Une cataracte secondaire de l'œil droit l'amène tout récemment à la Clinique et le 23 octobre 1876 on pratique sur l'œil droit l'iritomie.

Avant l'opération :

$$OG\,5 = \frac{2}{7}$$

Depuis l'opération lit difficilement quelques mots de 0 m 50 met à 14 cent.

Avant l'opération :

$$OD \text{ avec } + 11\ 5 = \frac{2}{5}$$

Depuis, avec + 15 lit le 0 m 50 met à 0 m 15.

2° *Taches centrales de la cornée qui masquent la pupille.* — Les avantages de cette opération sur l'iridésis et l'iridectomie sont ici les mêmes que dans les cas précédents et ce serait s'exposer à des redites fâcheuses que d'y revenir. Ils reposent d'une part sur la forme de la pupille qui est une véritable fente sténopéique et qui lutte ainsi contre la diffusion des rayons lumineux passant à travers l'opalescence qui entoure toujours le leucome central ; on pourra même augmenter cette acuité visuelle en tâtouant l'opacité et en ne prolongeant pas la section du diaphragme irien jnsqu'à la périphérie, résultat impossible à obtenir au moyen de l'iridectomie.

D'autre part, sur l'acuité visuelle qui augmente par le fait que la pupille par simple incision expose bien moins aux modifications de courbure, dans la portion de la cornée qui se trouve placée au devant de la nouvelle pupille, et par conséquent à l'astigmatisme. Voici deux observations empruntées à une brochure (1) publiée en 1873 par M. le Dr Calhoun.

(1) Iridotomy and its applicability to certain defects of the eye 1873.

Obs. I. — W. B..., 25 ans. Ce malade avait été atteint antérieurement d'une double ophthalmie fort grave qui avait laissé sur l'œil gauche un ulcère profond du centre de la cornée. Sous l'influence d'un traitement prolongé au nitrate d'argent, sulfate de cuivre, etc., les granulations de la conjonctive avaient disparu et l'ulcère cornéen de l'œil gauche s'était cicatrisé, mais il restait à la place de l'ulcère une opacité, située directement au-devant de la pupille et s'opposant matériellement à une bonne perception lumineuse. Après avoir dilaté la pupille et examiné le fond de l'œil avec l'ophthalmoscope à travers la portion claire de la cornée, nous reconnûmes que tout était parfaitement normal et que, par suite de la dilatation de la pupille, le passage des rayons lumineux à travers la portion transparente de la o rnée, rendait la vision beaucoup plus distincte (particulièrement pour les objets éloignés). Il était évident qu'une pupille artificielle devait sérieusement augmenter la vision, et en vue de cette perspective, l'iridotomie fut décidée aussitôt que la pupille fut revenue à son état normal, ce qui arriva dans les premiers jours de décembre 1874.

L'opération, dans ce cas particulier, demandait de plus grands soins et de plus grandes précautions que dans le précédent, à cause de la présence du cristallin qui, dans le cas précédent, avait été extrait longtemps avant qu'on se décidât à pratiquer l'iridotomie.

Après avoir écarté les paupières et fixé l'œil solidement, nous fîmes une section de la région cornéo-scléroticale à la partie supérieure, au moyen du couteau à iridectomie (spear shaped iridectomy) et à travers cette ouverture, nous glissâmes la pince-ciseaux de Wecker, fermée dans la chambre antérieure jusqu'à ce que le bord inférieur de la pupille fut atteint. Ouvrant alors les lames, l'une d'elles fut passée à travers la pupille derrière l'iris, limitée ainsi en arrière par la capsule cristallinienne ; l'autre, se plaça au-devant de l'iris, de manière à embrasser entre les lames une quantité suffisante d'iris que l'on sectionna ; les bords de la section irienne se rétractèrent par suite de la contractilité des parties, ce qui donna lieu à une ouverture triangulaire.

Nous examinâmes le malade le jour suivant et quand le liquide de la chambre antérieure se fut reformé ; les bords de la section restaient toujours écartés et l'on avait ouvert définitivement une pupille artificielle à la région cornéenne inférieure, qui permettait au malade de voir distinctement les objets ; il resta convaincu comme nous d'un réel progrès. Nous avons eu récemment de ses nouvelles et sa vue s'est lentement améliorée depuis.

Obs. II. — J.-L.-G. de N. C.., âgé de 27 ans. En février 1875, on pratiqua l'iridotomie sur ce malade pour la même cause que dans le cas précédent. Il avait eu une violente inflammation de l'œil gauche pendant plusieurs années, qui avait amené sur la cornée la formation d'un ulcère profond. Sous l'influence d'un traitement, les granulations et l'ulcère avaient disparu, mais il restait une opacité centrale de la cornée qui avait rendu myope notre malade et ajoutons même que la vision des objets très-rapprochés était indistincte. Il éprouvait une tension douloureuse de l'œil, quand parfois il essayait de fixer sa vue sur un objet. Sa plus grande acuité visuelle était de $\frac{2}{7}$ et encore était-ce incertain. Le cristallin existait aussi dans ce cas et, comme dans le précédent, il fallait employer les mêmes précautions et les mêmes soins. L'opération ne fut suivie d'aucun accident inflammatoire, et lorsque l'humeur aqueuse se fut reformée, on constata une large pupille artificielle pratiquée dans l'iris audessous de l'opacité cornéenne. Le malade quitta vers la fin de mars avec une vision dè $\frac{2}{5}$ parfaitement nette et distincte.

C'est plus particulièrement pour la distance que l'amélioration se fit sentir ; les petits objets qui, avant l'opération, n'étaient pas distingués furent désormais reconnus de suite. Les opacités cornéennes sont souvent la cause d'un degré plus ou moins grand de myopie et ce cas est particulièrement intéressant en raison de l'amélioration que le malade ressentit par l'opération. »

3° *Leucomes adhérents de la cornée.* — L'indication de l'iritomie est précisée dans les cas seulement ou une partie du bord pupillaire est libre. Elle présente sur l'iridectomie deux avantages ; le premier, c'est de créer une pupille plus étroite que dans les cas précédents, eu égard aux adhérences du reste du sphincter iridien avec la cornée qui empêchent toute rétraction, et par conséquent, de lutter beaucoup plus efficacement contre l'astigmatisme qui est le privilége constant de pareils yeux;

Le second, d'agir comme effet antiphlogistique en supprimant par la section une cause manifeste d'inflammation résidant dans le tiraillement continuel des fibres du sphincter iridien.

Il est bien évident que l'iridectomie sera préférée, dans les cas où il y aura une augmentation considérable de la courbure de la cornée et que l'on craindra un staphylome partiel; ici, en effet, ce que l'on recherche, c'est la diminution de la pression intra-oculaire, agent de cette projection de la cornée en avant, et on ne peut mieux l'obtenir que par l'établissement d'une large pupille périphérique. Egalement dans ceux où la portion libre de la pupille qnoique notable, est cachée sous le leucome; ici, en effet, l'opérateur manœuvrera dans l'incertitude, la direction de son instrument lui étant cachée par l'opacité de la cornée.

Dans ces deux cas, nous aurons une raison suffisante pour abandonner tout idéal d'opération et se contenter de faire une iridectomie qui laisse, il est vrai, des desiderata au point de vue optique, mais qui n'offre pas le danger d'amener des lésions traumatiques de l'organe dont l'entière transparence est indispensable à la vue.

4° *Opération du kératocome par la trépanation.*—M. Abadie est le premier en France qui ait usé de l'iritomie dans le but de traiter l'ectasie de la cornée. Nous trouvons dans la thèse de M. le Dr Fontaine la relation détaillée de ce cas, et nous en extrayons le passage suivant :

« La section de l'iris est très-difficile dans ce cas ; il est, en effet, projeté en avant par suite de l'issue de l'humeur aqueuse, et le passage n'est plus seulement difficile entre l'iris et le cristallin, comme dans les cas précédents, mais encore entre la cornée et l'iris. Voici comment M. Abadie s'y prend dans le cas actuel :

Les ciseaux de M. de Wecker étant introduits fermés dans la chambre antérieure, il laisse bientôt entr'ouvrir les deux branches et essaie de saisir le diaphragme irien. Le passage d'une des fauches entre le cristallin et l'iris se fait assez facilement, mais la difficulté se retrouve bien plus grande lorsqu'il s'agit de pénétrer avec l'autre fauche entre la cornée et l'iris. Dans ce cas, M. Abadie appuie le plus possible son instrument sur la face postérieure de la cornée, en tâchant de contusionner le moins possible l'iris qui se laisse refouler, et le sectionne alors dans toute sa longeur. Le résultat de cette opération, comme nous l'avons dit plus haut, n'est manifeste que lorsque la chambre antérieure est reformée ; car pendant que l'ouverture persiste sur la cornée et que l'humeur aqueuse s'écoule au dehors, la contraction de l'ris reste permanente. »

5° *Luxation congénitale du cristallin.* — Cette nouvelle application du procédé de notre maître à une affection que l'on traitait jusqu'ici sans grand succès par l'iridectomie, mérite qu'on s'y arrête et nous sommes persuadé que cette pratique, une fois expérimentée, passera désormais dans les habitudes chirurgicales. Nous empruntons au relevé statistique de la clinique de M. de Wecker publié par M. le Dr Masselon pour l'année 1875, la relation d'un cas qui nous a paru fort intéressant:

Mlle S..., 31 ans, se présente à la Clinique le 7 février 1874. Elle se plaint de sa vue qui, de tout temps, a été fort mauvaise, particulièrement à la vive lumière. L'exploration des yeux laisse voir une luxation des cristallins, que l'on doit regarder comme congénitale.

Le déplacement des lentilles est exactement égal en étendue et en direction sur chaque œil, de telle sorte que la lentille, qui a été portée en haut et un peu en dehors, ne laisse qu'une petite étendue entre elle et le bord de la pupille, lorsque celle-ci présente une dilatation moyenne. En outre, les cristallins ont subi un léger renversement, qui a eu pour effet d'incliner en arrière leur bord supérieur. On constate dans les mouvements des yeux une trémulation de l'iris particulièrement accusée dans la moitié inférieure. Les cristallins offrent une transparence parfaite.

L'examen de la réfraction donne le résultat suivant pour chaque œil :

$$M = \frac{1}{3\ 1/2}, \text{ avec une acuité } S = \frac{1}{7}$$

Si maintenant, on dilate les pupilles par l'atropine et que l'on recommence l'expérience en essayant successivement les verres concaves, puis les verres convexes, on verra bientôt avec ces derniers une amélioration considérable de la vision et l'on sera amené à considérer la malade comme fortement hypermétrope.

Ainsi, avec un verre convexe $2\frac{3}{4}$, on obtiendra une acuité visuelle $\frac{1}{2}$ à droite et $\frac{1}{3}$ à gauche.

C'est qu'en effet, il y a tout avantage pour la malade à utiliser la partie libre de la pupille en remédiant à l'absence du cristallin par un verre convexe fort, au lieu de laisser la vision s'exercer à travers un cristallin obliquement déplacé. L'indication d'ouvrir une nouvelle voie aux rayons lumineux en dehors du cristallin luxé étant ainsi nettement posée, on eut recours au procédé de l'iritomie simple. Une plaie transversale ayant été pratiquée avec le couteau à arrêt au tiers supéro-externe de la cornée, on incisa d'un seul coup de la pince-ciseaux, introduite à travers la plaie cornéenne, l'iris dans sa partie inféro-interne jusqu'à une petite distance de son insertion. Cette opération, exécutée avec plein succès sur chaque œil, donna un excellent résultat.

Il fut donné à la malade après l'opération des lunettes avec verres $+ 2 \frac{3}{4}$ pour la vue de loin et + 2 pour le travail de près. La nécessité de faire usage de verres convexes aussi forts démontre avec l'évidence que ces yeux présentent une conformation, des dimensions, quant à l'axe antéro-postérieur, en rapport avec un degré assez élevé d'hypermétropie, et la myopie que le premier examen avait découverte, était la conséquence de la forme et du déplacement du cristallin.

On sait qu'en pareils cas de luxation incomplète, les seules méthodes employées jusqu'ici étaient l'iridectomie et l'iridésis. M. de Wecker a présenté en 1863 une malade opérée avec un grand avantage pour la vision, par le déplacement pupillaire; mais depuis que les dangers de ce mode d'enclavement de l'iris ont été signalés, on a, à la clinique, complètement renoncé à cette méthode opératoire.

Quant à l'iridectomie, son exécution dans ce cas n'est pas exempte de difficultés. Comme il s'agit ordinairement d'exciser la portion de l'iris qui ne repose pas sur le cristallin luxé (souvent privé en partie de la transparence) on est exposé à voir l'iris se renverser vers le corps ciliaire, lorsqu'un prolapsus du corps vitré a suivi immédiatement la section, ainsi qu'il est arrivé à M. Passauer (1) dans un cas de luxation traumatique du cristallin. Ce danger est complètement écarté si l'on a recours

(1) Archiv. für Augenheilkunde. T. XIX, 2, p. 315.

à l'iritomie, la section cornéenne étant placée en face de la partie de l'iris qu'il s'agit de couper avec les ciseaux. Dans le cas même où un petit prolapsus du corps vitré se ferait à travers l'étroite section de la cornée, il n'entraverait en rien l'exécution de l'iritomie. »

Indications de l'iritomie double.

Cette opération s'adresse exclusivement aux yeux privés de leur cristallin par une intervention chirurgicale ou par un traumatisme, et dans lesquels la pupille s'est fermée par suite de l'irritation inflammatoire, ou parce que le bord pupillaire s'est complètement enclavé dans la plaie qui a livré passage à la lentille.

« Lorsqu'après une opération de cataracte, dit M. de Wecker, principalement après l'opération combinée, l'ancienne pupille et la nouvelle, résultant de l'incision de l'iris, se sont fermées par suite d'un processus inflammatoire, il est aisé de comprendre que l'iris a dû subir une distension considérable pour constituer, en dépit de la grande perte de substance, un diaphragme uniforme, chassé généralement en avant par des produits inflammatoires ayant pris naissance derrière lui. On conçoit que cette distension perpétuelle est à elle seule une source d'irritation et de troubles circulatoires notables. Si l'on réfléchit à la solidité que le diaphragme iridien a acquise par l'addition de produits inflammatoires et de résidus de la capsule cristallinienne épaissie, on peut se rendre compte de deux faits : d'abord des obstacles que les instruments de traction doivent rencontrer lorsqu'ils s'attaquent à ce diaphragme tendu et épais, et, en second lieu, du surcroît de tiraillements que l'on fait en particulier subir au corps ciliaire, en voulant arracher et extraire une portion de ce diaphragme.

Il est donc tout naturel que les tentatives pour établir une pupille artificielle soient suivies d'insuccès, résultant, d'une part de l'impossibilité d'arracher une quantité suffisante d'iris; d'autre part, d'épanchements de sang immédiats et de symptômes inflammatoires médiats qu'une violente traction détermine dans l'iris.

La simple iritomie, loin d'avoir ces inconvénients, fait au contraire disparaître une condition fâcheuse que présentent de tels yeux : elle supprime la traction exercée sur le corps ciliaire, et profite de la distension qu'a subie l'iris avec les masses néoplasiques juxtaposées, pour l'établisssement d'une large ouverture pupillaire.

La rétraction énergique qui accompagne la section du diaphragme iridien fait que l'iritomie n'est pas suivie de ces hémorrhagies abondantes que l'on observe dans les anciens procédés (généralement les incisions ne donnent lieu à aucun écoulement de sang), et qu'au lieu d'activer une irritabilité latente dans l'œil opéré, elle supprime, au contraire une traction permanente et fâcheuse du corps ciliaire, d'où résulte son effet essentiellement antiphlogistique. »

Voici les cas dans lesquels on devra pratiquer l'iritomie double :

1° *Cataracte secondaire avec adhérences plus ou moins épaisses du pourtour de la pupille à la capsule cristallinienne.*

C'est sans contredit dans ces cas que l'iritomie doit être préférée à l'excision de l'iris, quoique, bien entendu, l'on ne doive pas s'attendre à un résultat constant pour tous les yeux ayant passé par un processus inflammatoire souvent très-complexe, comme il arrive parfois à la suite de l'extraction. Une observation attentive et la comparaison des divers cas donnent la démonstration évidente que, là où l'iritomie reste infructueuse au point de vue du rétablissement de la fonction, l'excision ou plutôt l'arrachement d'un lambeau de l'iris a pour conséquence de hâter sensiblement les progrès de la phthisie, que l'on voit en quelque sorte ébauchée sur des pareils yeux. Nous nous appuyons ici sur l'autorité d'un homme qui dispose d'un matériel opératoire des plus considérables, M. le Dr Mooren.

« L'opération (iridotomie) a été exécutée par moi dans vingt-deux cas différents. A part un malade dont il a déjà été question, et chez lequel une affection morbide fort avancée de la choroïde n'a pas permis d'obtenir un résultat favorable, et abstraction faite d'un cas où la pupille, par suite d'un inflammation survenue plus tard accidentellement, s'est fermée de nouveau, et où du reste il existait à la suite d'un traumatisme une amaurose complète, les résultats ont été tout à fait satisfaisants. Dans un cas, l'extraction parfaitement réussie d'une cataracte adhérente fut suivie d'une occlusion pupillaire complète et cela à deux reprises après avoir pratiqué l'iridectomie; ce n'est que lorsqu'on eut eu recours à l'iridotomie qu'on parvint à établir une pupille tout à fait noire qui donna une vision parfaite aussi bien de près que de loin.

Dans deux autres cas où il y avait déjà menace d'une phthisie concentrique du globe oculaire, l'opération, en rétablissant la communication entre les sections postérieure et antérieure de l'œil, amena non-seulement la cessation complète de l'inflammation destructive, mais donna encore une vision si satisfaisante que les malades étaient à même de compter les doigts dans toute la longueur de la chambre. »

M. Henry Noyes, de New-York, dans un article publié dans le *The Medical Record* donne la relation de vingt cas dans lesquels il a pratiqué avec succès l'iritomie pour des cataractes secondaires.

« Le docteur de Wecker, de Paris, a publié les résultats d'une opération avec laquelle il triomphe merveilleusement des difficultés de cette condition fâcheuse (cataracte secondaire, occlusion pupillaire). Sa méthode consiste à pratiquer l'iridotomie avec des ciseaux d'une construction particulière. J'ai essayé ce procédé dans vingt cas et je sens qu'il est de mon devoir de faire savoir combien le résultat m'a satisfait. Jusqu'à, il y a une semaine aucune complication malheureuse n'est venue compromettre le succès de l'opération ; un seul cas malheureux vient de m'arriver, je vais le raconter. Il ne fournit pas d'argument contre le mérite de l'opération, mais il prouve combien peut nuire une instrumentation imparfaite. »

M. W. Calhoun, professeur à Atlanta medical College, cite également deux cas de cataracte secondaire dans lesquels l'iritomie a eu un plein succès et recommande ces faits à l'attention des chirurgiens.

Deux autres exemples empruntés à M. de Wecker plaideront mieux que tout raisonnement. La figure 8 représente l'œil gauche d'une femme âgée de 68 ans qui avait été opérée par un confrère, il y a huit mois, de cataracte suivant le procédé de Graefe. Des symptômes inflammatoires avaient déterminé une occlusion de la pupille, afin de rétablir la vision, qu'une première opération n'avait pu rendre à a malade, le chirurgien se décida à faire trois mois plus tard, une pupille artificielle en bas. Cette seconde pupille se ferma comme la première, et une ligne blanchâtre verticale, divisant l'iris en deux portions symétriques était la seule trace des deux opérations pratiquées. Comme le tissu iridien avait encore bon aspect, que la perception lumineuse était satisfaisante et le champ visuel intact, la malade fut soumise à l'iritomie double. Cette opération lui rendit une acuité visuelle de deux tiers, ce que l'on trouvera certainement surprenant, si l'on considère que deux opérations préalables avaient échoué. Le prolongement en pointe, que montre en bas l'écartement des lèvres de la fente, s'explique par le fait qu'au moment du retrait du tissu iridien, les bords agglutinés de la pupille artificielle, antérieurement pratiqués en bas, se sont détachés.

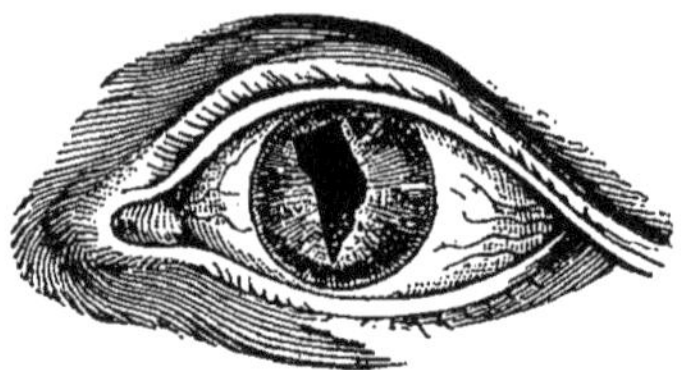

Figure 8

En regardant la figure 9, qui a été dessinée avec le plus grand soin par M. Masselon, on a de la peine à croire, si on n'est pas prévenu, que deux simples incisions de l'iris ont pu ouvrir une pupille telle qu'elle semble être le résultat d'une large excision de l'iris. Aussi lorsqu'il n'y a pas de raisons particulières de débrider

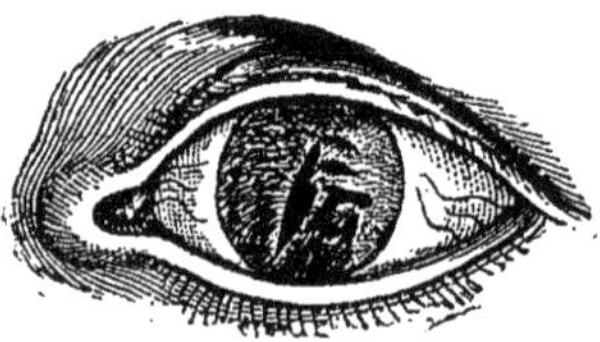

Figure 9

le diaphragme iridien, est-il préférable au point de vue optique, de faire, comme le montre la figure 9, une fente sténopéïque par un coup unique des pinces-ciseaux. Cet œil a été dessiné par M. Masselon, sur une malade âgée de 68 ans, opérée dans son pays six mois auparavant. Il existait une occlusion presque complète de la pupille, dont on apercevait seulement une petite ouverture cachée sous le leucôme de l'ancienne plaie cornéenne. Comme la malade possédait une perception lumineuse, on fit une incision dans la partie opaque de la cornée, et, en introduisant une branche des pinces-ciseaux à travers la petite ouverture pupillaire, on pratiqua la fente représentée figure 9. On l'opère le 21 juillet 1873, sur cet œil qui n'a qu'une perception lumineuse à 20 pieds, et, le 1er août,

$$\text{OG avec} + 3\ 1/2 = \frac{2}{7}.$$

2° *Cataracte traumatique avec résorption presque complète du cristallin.*

M. le docteur Mooren conseille l'opération dans les termes suivants :

« L'opération ne peut pas être assez recommandée dans tous les cas de cataracte traumatique, et cela principalement lorsque le traumatisme a exercé une action contondante et donné ainsi lieu à une tendance particulière aux complications inflammatoires de la choroïde. Cinq fois on fit l'iridotomie pour des cataractes secondaires adhérentes (accreta) ; il s'agissait de cas qui peut-être auraient été aussi accessibles à l'iridectomie, mais où, à cause de la réunion solide de la cataracte secondaire avec l'iris, l'exécution de l'iridotomie paraissait

de beaucoup plus opportune. Dans l'un de ces cas on attira après l'iridotomie la cataracte secondaire au dehors et on l'excisa comme dans l'iridectomie, avec des ciseaux de Cooper, dans le but d'éviter toute traction sur le corps ciliaire. Aussi le résultat fut-il excellent. »
Cette opération se pratique assez fréquemment ; c'est ainsi que le Bulletin statistique de 1874, rédigé par M. Masselon, pour la Clinique de M. de Wecker, mentionne trois cas d'iritomie pratiqués dans cette circonstance ; celui de 1876 en fournit huit cas. Ces essais heureux indiquent une voie toute tracée pour l'avenir, et on peut désormais considérer ces cas comme une nouvelle conquête faite par l'iritomie sur le domaine thérapeutique.

L'absence complète de réaction après ces opérations d'iritomie, comparée aux suites qu'offrent les iridectomies pratiquées consécutivement à des opérations de cataractes qui ont abouti à l'occlusion pupillaire, est de nature à faire disparaître jusqu'à la moindre incertitude de l'esprit du praticien. Celui-ci demeurera convaincu que l'iritomie est, en pareil cas, le seul procédé opératoire véritablement indiqué, et que, dans ces conditions, cette pratique doit à tous égards être substituée à l'iridectomie et à l'iridorhexis.

3° *Irido-choroïdite glaucomateuse.* (Kératite glaucomateuse de de Graefe).

Une observation de ce cas, traité avec succès par l'iritomie et rapporté par M. Masselon, dans le compte-rendu clinique de l'année 1873, nous a paru assez intéressant pour que nous l'insérions ici. Ce premier essai est encourageant et nous le livrons à la méditation des lecteurs :

Il s'agit d'une vieille femme, âgée de 72 ans, atteinte de cette forme particulière d'irido-choroïdite glaucomateuse, qui débute généralement par la bandelette opaque de la cornée, que nous désignons, depuis la description classique de de Graefe, sous le nom de kératite glaucomateuse. La perception lumineuse n'était pas très-précise à la distance de 20 pieds, et le champ visuel offrait un léger rétrécissement dans tous les sens. Une synéchie postérieure circulaire retenait le bord pupillaire attaché à la capsule, et la pupille obstruée se trouvait voilée par la bandelette opaque de la cornée.

On pratiqua d'abord sur l'œil droit une pupille artificielle qui fut suivie, six semaines après, de l'extraction du cristallin. Quoique cette seconde opération se fût effectuée sans trop de difficultés, il en résulta une occlusion complète de la pupille, qui se trouva fortement attirée vers le bord supérieur de la cornée. Six mois après cette extraction, on fit l'iritomie. Un seul coup de pince-ciseaux, non suivi d'écoulement du corps vitré, donna une large ouverture. Cette pupille, voilée en bas par l'opacité cornéenne, permit plus tard d'examiner avec la plus grande facilité le fond de l'œil, de constater la parfaite transparence du corps vitré et l'existence d'une excavation de la papille, comme s'il s'était agi d'une forme de glaucôme chronique simple. La malade a recouvré une acuité $\frac{1}{10}$ et peut très-aisément se conduire seule.

Après avoir signalé seulement en passant l'emploi que l'on peut peut faire de l'iritomie dans le but de remplacer l'excision de l'iris, dans le procédé de la discision combinée, et avoir appuyé notre opinion sur l'observation d'un jeune homme de 16 ans, chez lequel une discision simultanément pratiquée avec l'iritomie, fut suivie d'une résorption complète du cristallin, sans que l'œil présentât la moindre injection périkératique, pendant la longue période de résorption qui dura trois mois, nous terminerons ce chapitre par quelques considérations sur l'action antiphlogistique de l'iritomie action, vraiment remarquable sur laquelle M. de Wecker a appelé tout récemment l'attention.

L'opinïon de M. le docteur Gauran est que l'iritomie ne doit être tentée que lorsque l'œil ne présente plus aucune trace de travail inflammatoire, ce qui, d'après lui, est assez difficile à déterminer, car toute injection peut avoir disparu, et cependant l'organe conserve encore une susceptibilité qui se réveille au moindre contact. Aussi propose-t-il, pour s'assurer de l'état de l'œil, le moyen suivant :

« Un moyen que nous croyons assez pratique pour s'assurer si l'œil est capable de supporter un nouveau traumatisme est le suivant ; on saisit avec la pince à fixation un lambeau de la conjonctive, comme lorsqu'on veut fixer l'œil, au bout d'une demi-minute environ, on ôte la pince. Dans les yeux qui ont été le siége d'inflammation de la membrane vasculaire, il se développe aussitôt une injection péri-cornéenne notable. Si cette injection persiste quelques heures après cette simple offense, c'est pour nous un signe certain que le processus est mal éteint et qu'il est dangereux de le réveiller par l'opération même la plus simple. »

D'après lui, enfin, l'iritomie ne sera point faite moins de six mois au moins après l'extraction de la cataracte ; dans bien des cas il n'est pas trop d'attendre une année. Cette opinion est celle de presque tous les chirurgiens ; C'était il y a deux ans aussi celle de notre maître. Mais aujourd'hui l'expérience l'a modifiée et voici ce qu'il dit à ce sujet :

« Jusque dans ces derniers temps, javais conservé cette idée exprimée dans mon premier mémoire, que l'iritomie ne devait être appliquée qu'à des yeux indemnes de tous symptômes inflammatoires, qu'il était préférable de ne la faire que de six à huit mois après une extraction de cataracte. L'action antiphlogistique de l'iritomie, employée au milieu de processus inflammatoires aigus, m'était alors inconnu. Un raisonnement fort simple devait me la faire connaître.

Qui pourrait douter aujourd'hui que les symptômes d'iritis ou de cyclite qui éclatent après l'extraction ne découlent de causes purement mécaniques? N'est-il pas établi qu'en pareils cas, les enclavements de l'iris et de lambeaux capsulaires dans la plaie pratiquée pour une extraction linéaire combinée, jouent un rôle capital. Un observateur attentif suit en quelque sorte pas à pas l'accroissement des symptômes irritatifs, et voit comment après l'enclavement d'un lambeau capsulaire ou d'une portion d'iris (à laquelle adhère le plus souvent la capsule), l'irritation se propage progressivement sur le sac capsulaire, sur l'iris, et sur le corps ciliaire; comment, après des poussées successives, des troubles de l'humeur aqueuse, il se forme dans le champ pupillaire des opacités membraneuses de plus en plus denses; comment l'iris se trouve projeté en avant; comment enfin la chambre antérieure, étant ainsi très-notablement réduite, une occlusion plus ou moins complète de la pupille, fortement attirée vers la plaie termine la série des phénomènes inflammatoires.

Que faisons-nous pour combattre les accidents? Nous nous contentons d'instillations d'atropine, d'injections de morphine, de fomentations chaudes et d'une médication débilitante et nous attendons tranquillement la fin de cette période si cruelle pour le malade et si pleine de périls pour son œil; en un mot, nous patientons jusqu'à ce que l'inflammation se soit en quelque sorte épuisée. Pendant ce temps, nous assistons inactifs à la déchéance progressive de la vision et à l'évolution, dans l'organe malade de changements anatomiques, qui doivent laisser de moins en moins d'espoir pour le rétablissement de la vision.

Qu'est-ce donc qui nous retient et qui s'oppose à ce que nous intervenions pour combattre ces causes mécaniques, qui sont la raison première de tous ces accidents? C'est la peur qu'une nouvelle opération ne vienne encore aviver l'inflammation qui a déjà éclaté, et cette idée que des yeux sur lesquels un processus d'iritis ou d'iridocyclite s'est épuisé, sont, après disparition de tous les symptômes inflammatoires, moins aptes à s'enflammer de nouveau.

De ces deux raisons, la première — l'expérience me l'a prouvé — est mal fondée; quant à la seconde, elle est un préjugé funeste au salut de l'œil malade qui, pendant cette période prolongée d'attente et d'espoir réciproque du patient et du médecin, est exposé à tous les dangers. Que de douleurs n'épargnerait-on pas à l'opéré et de désagréments à soi-même si, dès le début des symptômes inflammatoires de cause mécanique, l'impuissance de la médication usuelle ayant été reconnue, on avait recouru *tout de suite* à une opération simple et propre à enrayer le mal sur-le-champ.

Cette opération, c'est l'iritomie avec capsulotomie.

Avant de me décider à porter l'instrument dans des yeux enflammés ayant subi l'opération de la cataracte, je me suis efforcé, bien que je fusse convaincu de la justesse de mon raisonnement, de mettre toutes les bonnes chances de mon côté, en simplifiant l'intervention chirurgicale plus encore que par le passé. Dans ces conditions, l'ouverture que j'avais à faire avec mon couteau à arrêt pour pénétrer dans la chambre intérieure, n'étant qu'une paracentèse un peu étendue et offrant tous les avantages de ce procédé antiphlogistique, était tout à fait favorable, mais il ne pouvait en être de même de l'acte d'enfoncer le couteau à moitié retiré, dans l'iris ou le champ pupillaire obstrué, de façon à y pratiquer une boutonnière qui livrât passage à une des branches des pinces-ciseaux. En recourant à cette manœuvre qui est mon procédé habituel, je m'exposais, d'un côté à exercer, avec un couteau présentant une certaine largeur, un tiraillement sur l'iris enflammé, peu résistant et mollasse; d'un autre côté, à rencontrer quelque gêne dans le maniement des pinces-ciseaux à cause du sang qui s'écoule après la section de cette membrane. »

C'est pour éviter ces inconvénients que M. de Wecker a modifié son instrumentation et se sert maintenant de la pince-ciseaux boutonnée que nous avons décrite plus haut.

Contre-indications de l'Iritomie.

Nous connaissons maintenant les cas dans lesquels l'iritomie est indiquée; le plan que nous nous sommes tracé nous oblige à présent à étudier les circonstances dans lesquelles cette opération doit être rejetée sous peine de compromettre la réputation de l'opérateur par une intervention sinon dangereuse, au moins inutile pour le malade. Les contre-indications de l'iritomie sont nettes et s'imposent d'elles-mêmes au raisonnement.

Dans les cas de leucôme adhérent avec augmentation notable de la courbure de la cornée faisant craindre un staphylome partiel, nous donnons la préférence à la pupille par iridectomie à celle par iritomie simple.

L'iritomie simple sera également contre-indiquée lorsque tout le bord pupillaire est enclavé dans une cicatrice, ou masqué par un épais leucôme cornéen, d'une étendue telle que l'introduction d'une des branches des pinces-ciseaux sous le bord d'une pareille pupille soit rendue trop difficile. Il ne faut pas oublier, en effet, qu'après l'écoulement de l'humeur aqueuse, la pupille se contracte violemment et vient se placer derrière les parties centrales du leucôme. L'examen latéral n'étant pas possible, si le leucôme est étendu et très-opaque, l'introduction des pinces-ciseaux destinées à sectionner l'iris échappe alors complètement à la surveillance attentive qui est si nécessaire pour le temps délicat de l'opération. Cette contre-indication disparaît toutes les fois que le leucôme a assez de transparence pour permettre, avant l'opération, de distinguer le bord pupillaire à travers l'opacité.

Une autre contre-indication pour l'iritomie simple peut résulter d'une paralysie du sphincter de l'iris. Pour pouvoir jouir du bénéfice de l'iritomie, il est nécessaire qu'après l'incision des fibres circulaires, celles-ci se rétractent et procurent ainsi l'écartement des lèvres de la plaie. Nous trouvons dans la thèse du docteur Fontaine une observation de ce fait que nous reproduisons en entier ici :

M. l'abbé Bentz, âgé de 20 ans, vient consulter M. de Wecker dans les premiers jours de juin, pour des troubles énormes sur l'œil gauche, qui persistaient depuis un coup violent qu'il reçut à son endroit.

Le tremblottement de l'iris, l'augmentation de profondeur de la chambre antérieure, en haut et en dedans, firent porter le diagnostic de luxation du cristallin en haut et en dedans.

Celui-ci était trouble dans toute l'étendue de ses masses corticales luxées, il s'agissait donc ici de lui faire une pupille artificielle en dedans et en bas.

L'iritomie fut faite sur l'œil gauche le 19 juin 1873, mais l'iris sectionné ne s'écarta pas, même après un temps assez long.

Cette particularité devant être prise en considération par le chirurgien, c'est ce qui nous a engagé à insérer ici cette observation. Il y avait en effet, dans ce cas, une paralysie de l'iris d'origine traumatique, qui se manifestait par une dilatation considérable de l'ouverture pupillaire, et dont l'importance au point de vue du résultat nous avait échappé.

$$\text{OD } M = \frac{1}{16} \; S = 1$$

$$\text{OG } M = \frac{1}{16} \; S = \frac{1}{80}$$

L'iritomie double sera contre-indiquée dans tous les cas où sur un œil atteint d'occlusion pupillaire complète, on n'aura pas la certitude que le cristallin n'existe plus derrière le diaphragme iridien, car inévitablement le couteau à arrêt se lèserait après avoir traversé la cornée et l'iris. En cas de cataracte traumatique, on n'aura recours à l'iritomie qu'à la condition d'avoir des raisons sérieuses d'admettre que l'absorption du cristallin est complètement ou presque complètement terminée.

Quand le cristallin a été chassé de l'œil par une cause quelconque, que l'iris tremblotte très-fortement dans toute son étendue, et que, loin d'être poussé en avant, il se trouve enfoncé et renversé en arrière, dénotant par cette position qu'il n'est le siége d'aucune distension marquée ; lorsqu'on a enfin des motifs de penser que le traumatisme a pu paralyser les éléments musculaires de l'iris, il y a lieu de craindre que la simple incision ne soit pas suivie d'un écart suffisant des lèvres de la plaie; dans ces cas, il faudra préférer l'excision de l'iris à sa simple incision.

CONCLUSIONS

Nous en avons fini avec notre sujet. Nous nous sommes efforcé, dans ce travail, d'être aussi complet que possible, et ne pouvant offrir au lecteur les résultats de notre expérience personnelle, nous avons tenu à lui faire connaître tout ce qui a été fait de nouveau depuis trois ans sur cette question, mettant notre responsabilité à l'abri de noms consacrés par la science et l'estime publique. C'est ainsi qu'après l'avoir promené dans le domaine de l'histoire à la recherche des procédés anciens d'iritomie, lui montrant les transformations successives que subit cette méthode encore naissante, nous l'avons amené progressivement jusqu'au jour où l'iritomie prend réellement une place utile dans la thérapeutique oculaire. La description des pinces-ciseaux de M. de Wecker, la modification nouvelle qu'il vient d'y apporter récemment, les essais de perfectionnement tentés aussi bien en France qu'en Allemagne dans l'instrumentation du procédé, ont été tour à tour le sujet de notre étude; puis, abordant une discussion plus sérieuse, nous nous sommes efforcé de décrire le plus clairement possible, le mode opératoire tel que l'entend notre maître et tel que nous l'avons vu expérimenter bien des fois par lui sous nos yeux : et, partisan consciencieux de la méthode et de tout ce qui peut l'acheminer vers le progrès, nous avons cru devoir mentionner la recommandation de Green comme une excellente innovation.

Arrivant enfin au chapitre des indications de l'iritomie, nous avons vu que des tentatives nouvelles avaient été couronnées de succès, et que probablement, de ce côté il y avait encore à oser. C'est ainsi qu'en 1873, on ignorait les résultats favorables que donne l'iritomie simple dans la luxation congénitale du cristallin, et l'iritomie double dans l'irido-choroïdite glaucomateuse. L'action antiphlogistique produite par l'opération dans les inflammations des membranes de l'œil, n'était pas non plus soupçonnée. Ce n'est que tout récemment que M. de Wecker vient d'attirer, sur ce sujet, l'attention des praticiens, et nous espérons que l'avenir confirmera les succès présents. En présence de tout ce qui précède, quelles conclusions devons-nous tirer?

Elles se dégagent naturellement de l'esprit dans lequel est conçu notre travail. Nous sommes partisan de l'iritomie, et nous croyons en son avenir par ce que nous connaissons de son passé. M. le Dr Fontaine pouvait écrire en 1873 :

« Ce n'est pas à dire cependant que cette opération se vulgarisera auprès des praticiens; elle est, en effet, très-difficile, et si l'on en excepte les cas d'occlusion pupillaire consécutive à l'opération de la cataracte où la sortie préalable de la lentille cristallinienne enlève toute crainte au chirurgien ; si l'on en excepte aussi le cas de cataractes zonulaires où l'iridotomie, si elle réussit, en augmente vraiment l'acuité visuelle, et si le cristallin et la capsule sont lésés, on a pour soi la discision; à par ces deux cas, dis-je, l'iridotomie ne deviendra pas pratique. »

Aujourd'hui, il ne le pourrait pas, car la méthode a

progressé depuis, et tend tous les jours à se généraliser. Telle est la marche de l'esprit humain à la recherche de la vérité; les obstacles que l'ignorance ou les préjugés accumulent sous ses pas ne le font point dévier, lorsque la raison le guide, et qu'il se dégage des passions pour arriver à son but : le vrai.

INDICE BIBLIOGRAPHIQUE.

GARVENS. — Ueber die Iridotomie. Munich, 1874. Page 6.

BEKER. — Compte-rendu annuel des travaux et progrès en ophthalmologie, page 7.

GROSSMANN. — Klinische Monatsbläetter. T. XIII, p. 101, id.

CALHOUN. — Iridotomy and the applicability to certains defects of the eye. (Atlanta Georgia, 1875). Id.

H. NOYES. — Iridotomy by Wecker's forceps Cïssors (the Médical Record, 15 janvier 1076, New-York). Page 8.

MEYER. — Traité des opérations qui se pratiquent sur l'œil. Paris, in-4° p. 79. P. 9.

H. DE GOUVEA. — A iridotomia, pelo H. de Godveå. Rio de Janeiro, 1975. Page 11.

FONTAINE. — De l'iridotomié (thèse pour le doctorat), 1873. Page 15.

Philosophical Transactions. 1735, p. 451. Page 16.

Mémoires de l'Académîe royale de chirurgie, Tome II, id.

HENERMANN. — Abhandlungen von den chlrurg. operarionem Kopenhagen, 1756, T. II, p. 293, et Junghen, I. C., p. 601. Page 17.

GUÉRIN. — Traité sur les maladies des yeux. Lyon, 1759, p. 255, id.

JEAN JANIN. — Mémoires et observations anatomiques, physiologiques et physiques sur l'œil et sur les maladies qui affectent cet organe. Lyon et Paris, 1772, p. 190 ,Page 18.

WENZEL. — Traité de la cataracte. Paris, 1786, p. 19.

BOWMANN. — Compte-rendu du Congrês d'ophtalmologie de Londres, Warlomont et Duwèz, 1873. Ed. franc. p. 200. Page 22.

ABADIE. — De l'iridotomie. Bulletin de thérapeutique, 1875. T. LXXXVIII, p. 97, Page 24.

WECKER. — De l'Iridotomie, 1873, page 25.

— Contribution à l'iridotomie. Annales d'occulistique. T. LXXVII, page 26.

KRUGER. — Sociésé ophthalmologique de Heidelberg, séance du 27 sept. 1874. Traduit du Klinischer Monatsblaëtter, page 31.

GUÉPIN père. — Etudes ophtalmologiques. Page 33.

DESMARRES père. — Traité des maladie des yeux. Id.

GAURAN. — Union médicale de la Seine-Inférieure, 15 juillet 1876. Page 47.

WECKER. — Union médicale de la Seine-Inférieure, novembre 1876. Id.

PASSAUER. — Archiv für Angenheilkunde. T. XIX, 2, p. 315.

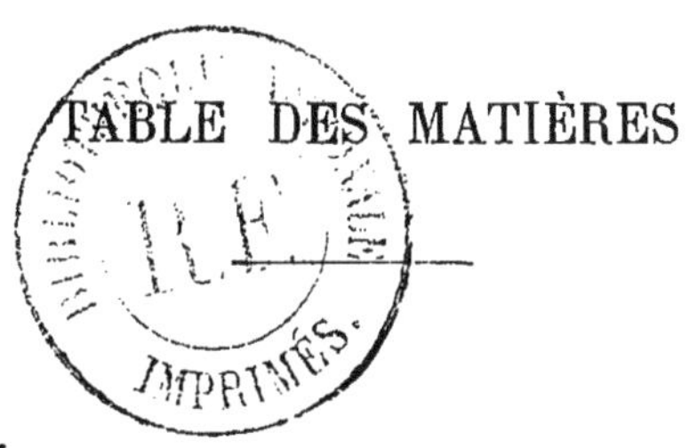

TABLE DES MATIÈRES

Paris. — Typ. A. Parent, rue Monsieur-le-Prince, 31

www.ingramcontent.com/pod-product-compliance
Ingram Content Group UK Ltd.
Pitfield, Milton Keynes, MK11 3LW, UK
UKHW021159220726
13924UKWH00003B/1211

9 782019 296797